Morbus Hirschsprung — Neuere Probleme der Diagnose

Inkontinenzbehandlung im Kindesalter

Erstes Kinderchirurgisches Symposium
Obergurgl, 20. und 21. Januar 1971

Veranstaltet von der Österreichischen Gesellschaft für Kinderchirurgie

Herausgegeben von
Primarius Dr. Peter Wurnig

Pädiatrie und Pädologie
Supplementum 2

Springer-Verlag
Wien New York 1972

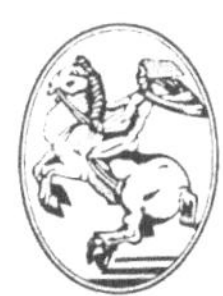

Primarius Dr. PETER WURNIG, Vorstand der chirurgischen Abteilung des Mautner Markhofschen Kinderspitals der Stadt Wien, Wien, Österreich.

Mit 52 Abbildungen

ISBN-13:978-3-211-81058-3   e-ISBN-13:978-3-7091-8301-4
DOI: 10.1007/978-3-7091-8301-4

Inhaltsverzeichnis

Begründung zur Themenwahl und Zusammenfassung der Ergebnisse

Von

P. Wurnig

Chirurgische Abteilung des Mautner Markhofschen Kinderspitales der Stadt Wien, Wien,
Österreich
(Vorstand: Prim. Dr. P. Wurnig)

1. Probleme der Diagnose und Therapie des Morbus Hirschsprung

Die Hirschsprungsche Erkrankung gilt allgemein als ein wohl definiertes
und typisches Krankheitsbild. Für die Behandlung stehen die Resektionen nach
Svenson, Rehbein und Duhamel zur Verfügung. Die Diagnose wird klinisch und
röntgenologisch gestellt und durch eine Probeexzision aus dem Rektum, die die
volle Dicke der Rektalwand erfassen muß, bestätigt.

Dies ist derzeit allgemeine Auffassung.

Bei näherer Durchsicht der Literatur zeigt sich jedoch, daß nach Tab. 1
(Zusammenstellung von 12 Autoren oder Autorengruppen) in 8—16% der Fälle
mit atypischen Krankheitsbildern zu rechnen ist, daß die Möglichkeit der Fehldiagnose absolut besteht, wobei vor allen Dingen ein Megacolon röntgenologisch
nicht obligat beobachtet werden muß, das typische röntgenologische Erscheinungs-
bild erst später, jedenfalls nicht im Neugeborenenalter auftritt, daß relativ oft
das Rektum isoliert dilatiert sein kann, was wir auch beobachten konnten und
daß es vor allen Dingen histologisch anscheinend verschiedene Typen gibt. Die
Extremfälle des ultrakurzen und des langen aganglionären Segmentes weisen
ebenfalls besondere Probleme auf.

Die verbesserten Möglichkeiten der histologischen Diagnosestellung und die
Notwendigkeit sich mit dem Morbus Hirschsprung des Neugeborenenalters zu
befassen, schienen ebenfalls genügend Begründung die diagnostischen Probleme
neu zu diskutieren.

Zusammenfassung der Ergebnisse

Die Diagnose Morbus Hirschsprung kann grundsätzlich röntgenologisch,
funktionell (Druckmessung) und histologisch gestellt werden.

Tabelle 1. Übersicht über atypische Fälle, Fehldiagnosemöglichkeiten etc. aus der Literatur aus 12 Autorengruppen und des eigenen Materials (Serien von 100–400 Patienten)

	1*	2*	3*	4*	5*	6	7	8	9	10	11	12	Eig.
Häufigkeit atyp. Fälle %	10	10			8,8	16	10						
Möglichkeit d. Fehldiagnose		+				+							+
Megacolon nicht obligat	+	+				+	+						+
Ultrakurzes Segment			+					+					
Atypisch bei langem Segment	+				+		+						
Rectum dilatiert	+												+
Typ. Röntgen erst später					+					+	+		+
Komb. mit Analatresie													+
Hypoganglionose	+												
Verschiedene histolog. Typen				+					+				

Rö.-Symptome: Megacolon nicht obligat, Ultrakurzes Segment, Atypisch bei langem Segment, Rectum dilatiert, Typ. Röntgen erst später, Komb. mit Analatresie. — Histol.: Hypoganglionose, Verschiedene histolog. Typen.

Autor (* = 100–400 Pat.)

Die röntgenologische Diagnose ist im Neugeborenenalter nicht möglich, sondern erst später. Sie läßt beim ultrakurzen Segment und beim langen aganglionären Segment im Stich. Bei einer im Neugeborenenalter angelegten Colostomie wegen Dickdarmileus bei schweren Formen des Morbus Hirschsprung kann die Diagnose ebenfalls nicht mehr röntgenologisch gestellt werden, da sich kein Megacolon entwickelt.

Die funktionelle Diagnostik mittels Druckmessung ist eine sichere Methode, jedoch erfordert sie Übung und eine entsprechende Apparatur. Sie läßt allerdings beim vorübergehenden funktionellen Darmverschluß des Neugeborenenalters im Stich, weil dieser dieselben Funktionsausfälle wie die Hirschsprungsche Erkrankung zeigt, jedoch nur vorübergehend ist. Die histologische Diagnose durch die rektale Biopsie der vollen Dicke der Rektumwand stößt beim Neugeborenen technisch auf Schwierigkeiten. Sie ist eine einmalige Methode und sollte nicht wiederholt werden. Sie ist daher als Screening-Methode nicht zu verwenden und kann nur zur Bestätigung der Diagnose, bei bereits röntgenologisch gestellter Diagnose, verwendet werden. Außerdem erfordert sie Übung in der mikroskopischen Beurteilung.

Demgegenüber weist die histochemische Untersuchung der Schleimhaut-Saugbiopsie aus der Rektalwand verschiedene Vorteile auf. Sie kann jederzeit auch im Neugeborenenalter durchgeführt werden, sie kann wiederholt durchgeführt werden und sie bereitet dem Beurteiler weniger Schwierigkeiten. Sie erfordert allerdings ein Einfrieren der Biopsie unmittelbar nach der Entnahme und stößt daher auf gewisse organisatorische Schwierigkeiten. Mit ihr ist eine Diagnose des ultrakurzen Segmentes sicher möglich.

Weiters wurden hinsichtlich dieser Biopsien das Krankheitsbild der Hypoganglionose und der hyperplastischen neuronalen Dysplasie des Colons (MAIER-RUGE, MORGER) entdeckt.

2. Fortschritte der Inkontinenzbehandlung

Durch die Zunahme der operierten Myelomeningocelen und Analatresien bedarf das Problem der Inkontinenzbehandlung dringend einer Lösung. Dieses Problem wird von Jahr zu Jahr größer, da die Patienten zahlreicher und älter werden.

Zusammenfassung der Ergebnisse

Das Problem der Inkontinenz ist nach Nixon als ein komplexes Problem anzusehen, welches seine Verschiedenartigkeit durch die verschiedenen Mechanismen, die zur Kontinenz beitragen, erhält.

Es ist daher bei jeder Kontinenzbehandlung diese Komplexität zu berücksichtigen. Bei gewissen Formen hat sich die Gracilis-Plastik mit entsprechenden Modifikationen bewährt, jedoch ist für den Erfolg Voraussetzung, daß der betreffende Patient die Fähigkeit zur entsprechenden Mitarbeit und eine gute soziale Situation besitzt.

Die Behandlung der Harninkontinenz der Myelomeningocele ist derzeit im Hinblick auf die Kontinenzerhaltung noch nicht möglich, sodaß das Augenmerk darauf zu richten ist. daß die Inkontinenz in eine Form umgeändert wird, die dem Patienten erträglich ist.

Anschrift des Verfassers: Prim. Dr. P. WURNIG, Chirurgische Abteilung, Mautner Markhofsches Kinderspital der Stadt Wien, Baumgasse 25, A-1030 Wien, Österreich.

1. Probleme der Diagnose und Therapie des Morbus Hirschsprung

Röntgendiagnostik der Hirschsprungschen Krankheit im Neugeborenenalter und bei atypischen Fällen

Von

E. Willich

Röntgenabteilung (Leiter: Priv. Doz. Dr. E. WILLICH) der Universitäts-Kinderklinik
Heidelberg (Direktor: Prof. Dr. H. BICKEL), Deutschland

Mit 10 Abbildungen

Zusammenfassung

Aufgrund eines Krankengutes von 265 Kindern mit H. Kr. wird die röntgenologische
Diagnostik von schwierigen und Grenzfällen abgehandelt. Es handelt sich um die Röntgenuntersuchung beim Neugeborenen und jungen Säugling, um Fälle mit langem engem
Segment und um Kinder mit den klinischen Zeichen der H. Kr., bei denen sich röntgenologisch kein oder ein ultrakurzes enges Segment findet.

In der Röntgenuntersuchung sollte die Abdomenübersichtsaufnahme ohne Kontrastmittel in jedem Verdachtsfall eingesetzt werden, während der Colon-Kontrasteinlauf
frühestens von der 2.—3. Lebenswoche an und nur bei Anwendung gezielter Technik die
Aussicht auf die Möglichkeit zur Diagnosenstellung bietet. Bei langem oder ultrakurzem
Segment kann die Beachtung eines größeren Spektrums von Röntgensymptomen zum
Erfolg führen. In Zweifelsfällen entscheiden außer der klinischen Symptomatik zusätzliche Methoden, wie Biopsie, Elektromanometrie und Bestimmung der Cholinesteraseaktivität. Eigene Ergebnisse und entsprechende Literaturdaten werden mitgeteilt.

Summary

Radiological Diagnosis of Hirschsprung's Disease in Newborns and in Atypical Cases

Radiological diagnosis of difficult and borderline-cases is discussed on the basis
of 265 cases of children suffering from Hirschsprung's disease. This is a question
of radiological examination of newborns and young infants and cases with long, narrow
segments and children with the clinical symptoms of Hirschsprung's disease in whom
radiological examination shows no segment at all or an ultra-short narrow one.

The radiogram of the abdomen should be taken without an opaque enema whereever
megacolon is suspected, while an opaque enema will only help in the diagnosis from the
2nd to 3rd week of life and with the application of special techniques. In cases of a long
or an unusually short segment examination of a wider spectrum of radiological symptoms

can be effective. In uncertain cases additional methods like biopsy, electromanometry and analysis of the cholinesterasis activity will determine diagnosis beside the clinical symptoms. Results achieved at this hospital and relevant data from the literature are reported.

Während das ausgebildete Krankheitsbild der Hirschsprung'schen Krankheit (H. Kr.) keine diagnostischen Probleme bietet, gibt es häufig Formen, die sich röntgenologisch nur schwer oder gar nicht diagnostizieren lassen.

Der folgenden Darstellung liegt ein Krankengut von 265 Fällen der Bremer Kinderchirurgischen Klinik [1] zugrunde. Die Aufteilung nach der Länge des engen Segmentes ist aus Abb. 1 ersichtlich. Im folgenden sollen folgende Formen aus röntgendiagnostischer Sicht abgehandelt werden:

1. H. Kr. beim Neugeborenen und jungen Säugling
2. H. Kr. mit langem engen Segment
3. H. Kr. beim ultrakurzen engen Segment.

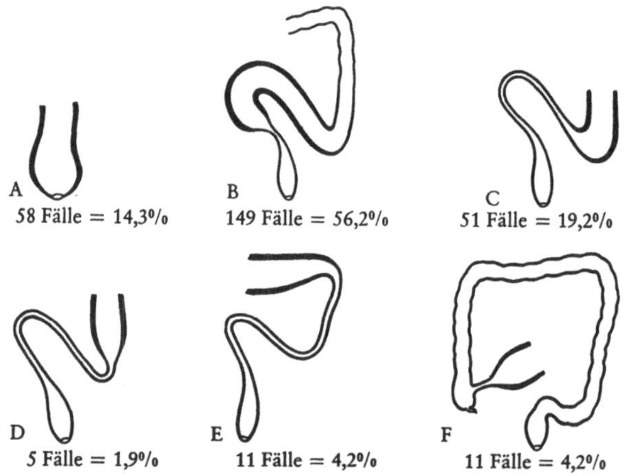

Abb. 1. Verteilung des engen Segmentes bei 265 Fällen von Hirschsprungscher Krankheit (nach Rehbein u. Mitarb. 1969)

1. Hirschsprungsche Krankheit im Neugeborenen- und frühen Säuglingsalter

Die hohe Letalität der H. Kr. im Neugeborenenalter von 50—70%, die in den letzten 8 Jahren auf bis zu 30% gesenkt werden konnte (Hofmann u. Rehbein), ist einerseits auf die Schwierigkeiten der Diagnose, andererseits auf die hohe Komplikationsrate zurückzuführen, von denen die nekrotisierende Enterocolitis und die Obstipation mit Ileussymptomen am häufigsten sind. In jedem Verdachtsfall sollte eine

---

[1] Direktor: Prof. Dr. Rehbein.

Abdomenübersichtsaufnahme im Hängen

vorgenommen werden. Die Analyse von 39 Übersichtsaufnahmen ergab in allen Fällen dilatierte Darmschlingen und Luftleere im kleinen Becken, d. h. in der Gegend des engen Segmentes (Abb. 2 a). Ferner wurden damit Ileussymptome (24 Fälle = ca. 60%) und auch Komplikationen wie ein Pneumoperitoneum (dreimal) erfaßt, das entweder spontan durch Überlastungsperforation besonders bei längeren engen Segmenten, oder durch Anwendung des Darmrohres zu diagnostischen Zwecken (Irrigoskopie) oder aus therapeutischen Gründen ent-

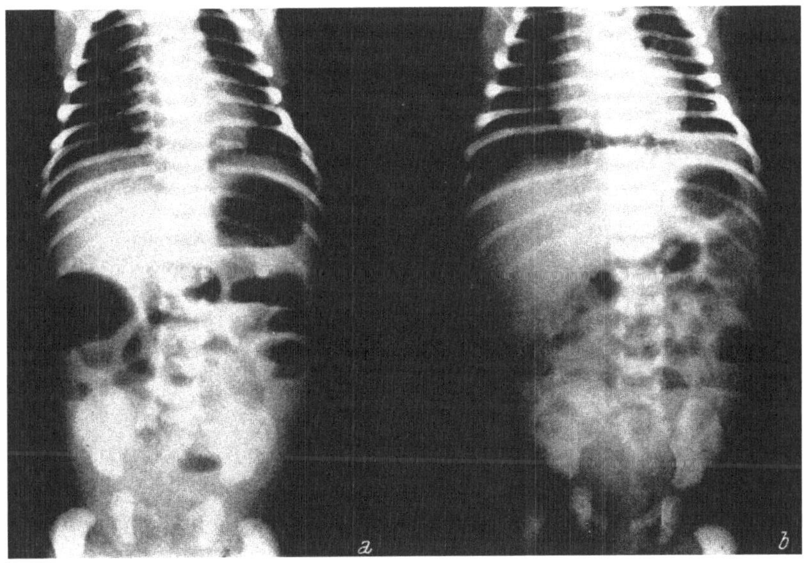

Abb. 2. Hirschsprungsche Krankheit beim Neugeborenen. (A. K., geb. 4. 4. 61)
a) Abdomenübersichtsaufnahme 24 Stunden nach der Geburt: Typisches Ileusbild, Luftarmut im Unterbauch, b) Nach 6 Tagen konservativer Behandlung mit Darmrohr: Ileus beseitigt, Pneumoperitoneum rechts durch Perforation. Luftleere im Beckenbereich

stehen kann (Abb. 2 b). Bei Schwierigkeit in der Zuordnung dilatierter Darmschlingen zum Dünn- oder Dickdarm ist die zusätzliche Seitenaufnahme oft aufschlußreich, da sie den langen Schenkel des erweiterten Colon descendens im prävertebralen Gebiet zeigt (BERDON und BAKER). DAVIS und ALLEN wiesen jüngst darauf hin, daß Lumenerweiterungen des Dickdarms von mehr als 3 cm auf der Übersichtsaufnahme die Verdachtsdiagnose der H. Kr. erlauben, wenn sie als lange Darmschlingen die Gegend des Transversum, Descendens oder Sigmoids betreffen, während die auf kürzere Strecken dilatierten Dünndarmschlingen nie dieses Kaliber erreichen. Ein weiteres Hinweissymptom kann die Luftfüllung der Darmwand unter dem Bild der Pneumatosis intestinalis sein: nach der nekrotisierenden Entercolitis der Frühgeborenen (ohne Aganglionose) kommt

sie nach Berdon und Baker am zweithäufigsten beim Megacolon congenitum
vor, bei dem es sich ja meist um ausgetragene Säuglinge handelt.

Colon-Kontrasteinlauf

Verzögerte Mekoniumentleerung, Stuhlentleerungsschwierigkeit, galliges oder
mekoniumhaltiges Erbrechen und Unpäßlichkeit, ferner ileusverdächtige Symptome
im klinischen und röntgenologischen Bild ergeben bei ausgetragenen *Neugebo-*
renen die Indikatin zum Colon-Kontrasteinlauf, wenn nicht sofort operativ einge-

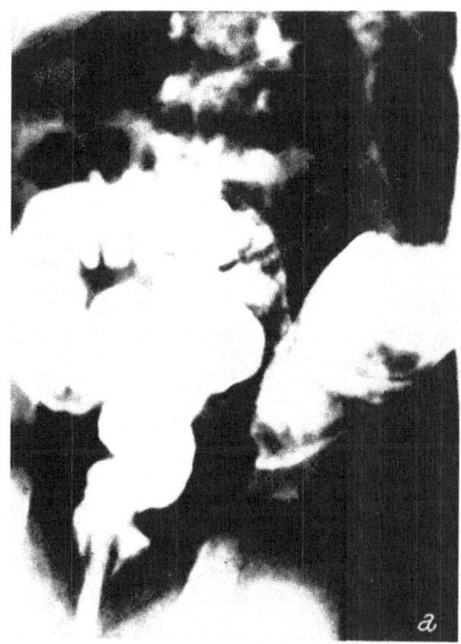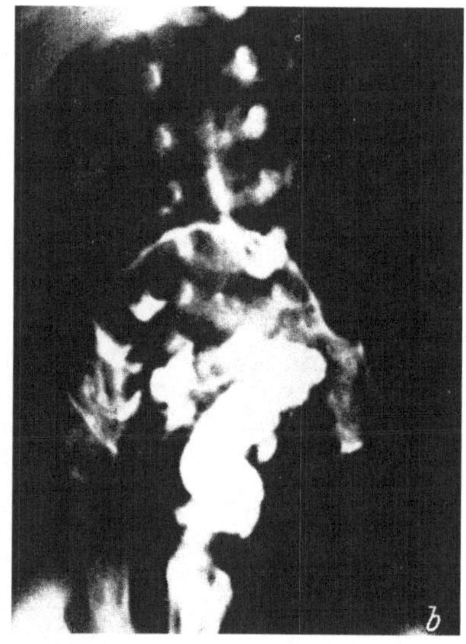

Abb. 3. Hirschsprungsche Krankheit beim Neugeborenen. Diagnostik durch
Colon-Kontrasteinlauf am 3. Lebenstag (R. F., geb. 30. 4. 60).
a) Prallfüllung der distalen Colonabschnitte ohne pathologischen Befund,
b) Entleerungsbild mit Doppelkontrastverfahren: Rectum von relativ engem Kaliber,
Sigmoid deutlich dilatiert. Die Verdachtsdiagnose wurde operativ bestätigt

griffen werden muß. Dagegen wird der Meconiumileus vorwiegend bei unreifen
Säuglingen beobachtet.

Die Analyse von 13 Neugeborenen, bei denen ein Colon-Kontrasteinlauf
durchgeführt wurde, ergab nur einen diagnostizierten Fall in den ersten 5 Lebenstagen (Abb. 3), während 6 weitere Kinder einen unauffälligen Colonbefund
aufwiesen. In der 2. bis 3. Lebenswoche wurde jedoch von 6 Fällen bereits
viermal ein enges Segment nachgewiesen.

Die Ergiebigkeit des Colonkontrasteinlaufes ist somit in der ersten Lebenswoche noch relativ gering, die Gefahr artefizieller Darmperforation jedoch groß.
Die Chance der Darstellung des engen Segmentes wächst in der Folgezeit. Von
der 4. Lebenswoche an läßt sich in der Mehrzahl der Fälle die Diagnose stellen

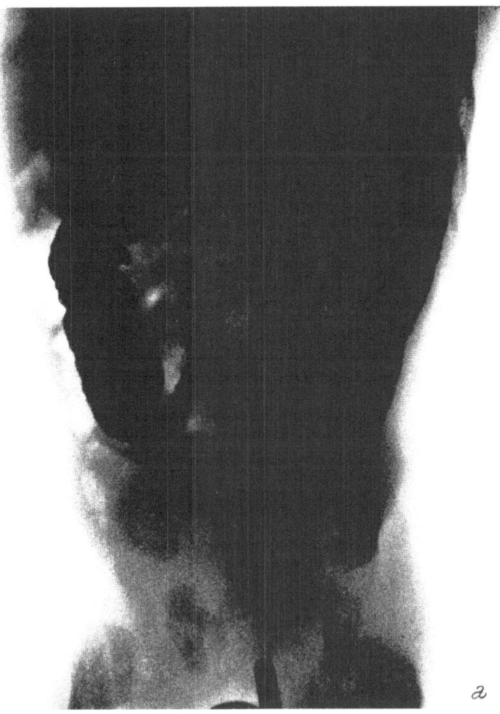

Abb. 4. Verlaufskontrolle bei Hirschsprungscher Krankheit im frühen Kindesalter [J. Spr., geb. 13. 4. 66. Röntgenabt. des Städt. Kinderkrankenhauses Köln-Riehl (Chefarzt Dr. K. D. Ebel)]. Erster Colon-Kontrasteinlauf mit 3 Wochen ohne pathologischen Befund.
a) Zweiter Colon-Kontrasteinlauf wegen anhaltender Obstipationszustände mit 5 Wochen: Prallfüllung ergibt keine eindeutige Diagnose, b) Spätaufnahme 4 Std. nach Entleerung und zusätzlicher Luftinsufflation (Doppelkontrast): Das enge Segment stellt sich im Recto-Sigmoid bereits dar. Im Bereich des Colon transversum Schleimhautzeichnung ähnlich den Kerckringschen Falten, c) Kontrolle mit 10 Wochen: Deutliche Darstellung des Kalibersprungs im Sigmoid (Doppelkontrast-Spätaufnahme)

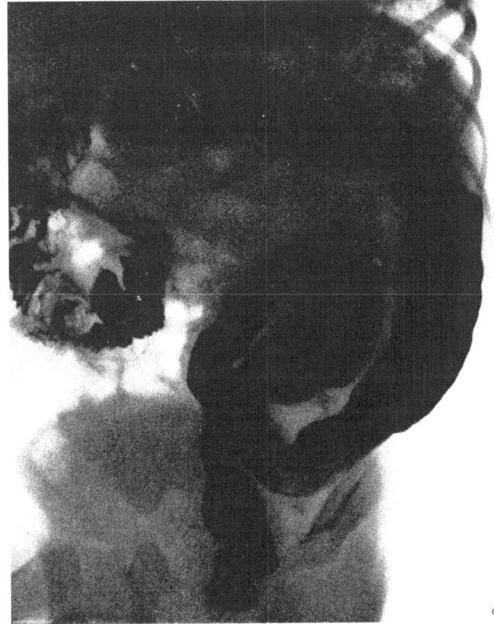

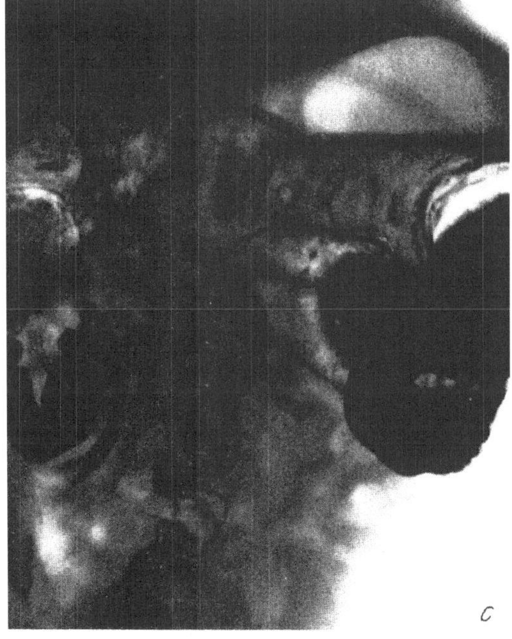

oder vermuten; andere Autoren, wie Berdon und Baker, geben 9 bis 12 Monate
bis zur Ausbildung eines ausgeprägten Megacolon an, Herzog dagegen stellte
den Trichter bereits am 2. Lebenstag dar.

Einen entscheidenden Einfluß auf das Resultat der Kontrastmitteldarstellung des Colons hat die

Röntgenologische Untersuchungstechnik

Bodian hat zur Früherkennung wenig und dünne Bariumemulsion empfohlen, die
unter leichtem Druck eingefüllt werden soll, um nicht durch Überfüllung den Kaliber-

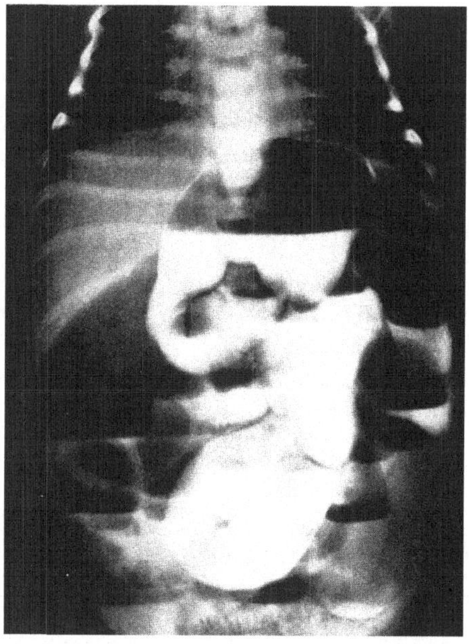

Abb. 5. Kaskadenmagen bei Hirschsprung'scher Krankheit (R. H., geb. 6. 4. 65).
Unklares Erbrechen seit Geburt. Orale Kontrastmittelpassage mit 3 Tagen: Multiple
Spiegelbildungen im ganzen Dünndarmgebiet und erhebliche Torsion des Magens

unterschied zum Megacolon, dem sog. Trichter, zu verwischen. Er rät von der Vorbereitung des Patienten durch Reinigungseinläufe ab, weil damit die Dilatation des erweiterten Darmabschnittes und die Kaliberdifferenz gemindert werden. Wolf hat m. W.
als erster auf den Nutzen der Doppelkontrastmethode hingewiesen: bei unauffälligem
Befund im konventionellen Colon-Kontrasteinlauf wird zusätzlich Luft zum instillierten
Kontrastmittel insuffliert, die wohl einen gesunden Dickdarm, aber nicht das enge
Segment aufzublähen und eine Kaliberdifferenz herzustellen oder gar zu vergrößern
imstande ist (Abb. 3 b). Zur Untersuchungstaktik gehört auch das schubweise Einfüllen
kleiner Kontrastmittelmengen von 5—10 ml und kleinen Pausen, ferner das Unterlassen
einer kompletten Colonfüllung. Damit kann nämlich die aganglionäre Zone verwischt
oder gar aufgepumpt werden und der Diagnose entgehen (Abb. 4 a). Außerdem ist es
oft schwierig, die zu inkrustrierten Fremdkörpern gewordenen Bariumballen wieder
zu eliminieren.

Da die Resorptionsfläche der Colonschleimhaut in kurzer Zeit vergrößert wird und die erhöhte Wasserresorption aus der Einlaufflüssigkeit zur Störung des Elektrolythaushaltes bis zur Wasserintoxikation führen kann, muß als Verdünnungsflüssigkeit zum Einlauf bei allen Verdachtsfällen Kochsalzlösung verwandt werden.

EHRENPREIS gab zur Sicherung der Diagnose ein sehr verläßliches Röntgensymptom an: die verlängerte Retention von Bariumsulfat im Colon, nachweisbar mit Spätaufnahmen 48—72 Stunden nach der Füllung, auch wenn noch keine morphologischen Zeichen des Megacolon vorliegen. Dies bedingt aber den Verzicht auf das Herausspülen des Kontrastmittels nach der Untersuchung und einen oft nicht tragbaren Zeitverlust für operative

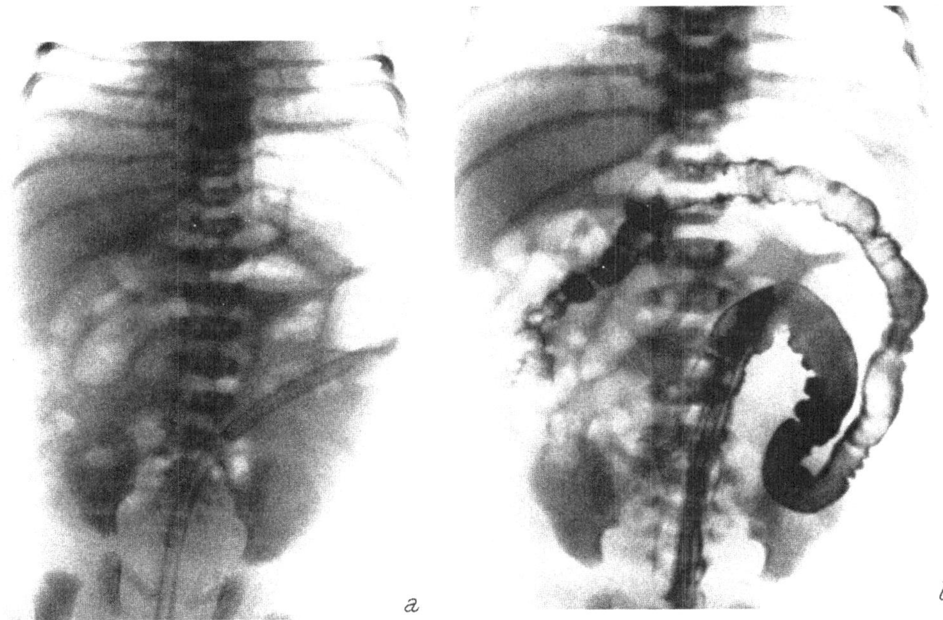

Abb. 6. Hirschsprungsche Krankheit mit langem, das ganze Colon umfassende engem Segment (A. B., geb. 4. 11. 65)
a) Abdomenübersichtsaufnahme mit 4 Tagen wegen geblähten Bauches und mangelnden Meconiumabganges: Schwerstens dilatierte Darmschlingen. Luftleere im Unterbauch. Hochsitzender Darmkatheter, b) Der sofort angeschlossene Colon-Kontrasteinlauf erweist, daß es sich um geblähte Dünndarmschlingen handelt, daß das gesamte Colon eng gestellt ist und die Konturen unregelmäßig gezähnelt sind

Maßnahmen, so daß diese Methode nur für bestimmte Fälle, nicht aber als Routinemaßnahme geeignet erscheint.

Wasserlösliche Kontrastmittel ergeben schlechtere Resultate als Bariumsulfatlösung. Durch die 6fach hygroskopische Wirkung des Gastrografins ® wurde ein Verschwinden des engen Segmentes beobachtet (DAVIS und ALLEN). Wird Gastrografin verdünnt, so geht dies auf Kosten der Kontrastdichte und Aufnahmequalität. Diese Nachteile werden bei Anwendung des isotonischen Dionosil aqueous ® vermieden.

Eine gefahrlosere Methode zur Diagnostik des Megacolon beim jungen Säugling gab DEFFRENNE an: er verwendet Luft als alleiniges Kontrastmittel beim Colon-Kontrasteinlauf und diagnostiziert mit zusätzlicher Kopftieflage die H. Kr. mit hoher Sicherheit. Eigene Erfahrungen mit dieser Methode liegen noch nicht vor.

Am besten hat sich nach eigener Erfahrung die Kombination der Doppelkontrastmethode mit der abgekürzten Spätaufnahme bewährt: ca. 6—12 Stunden nach dem
Einlauf und Ablassen des spontan entleerten Kontrastmittels wird zusätzlich Luft
insuffliert, die in der überwiegenden Zahl der Fälle zur Diagnose führte (Abb. 3 b, 4 b
und c). Schließlich sei darauf hingewiesen, daß schräge bis seitliche Aufnahmen eine
bessere und überlagerungsfreie Darstellung der distalen Colonschlingen ergeben als
solche im sagittalen Strahlengang (Abb. 9 a und b).

Die Röntgensymptomatologie beim Neugeborenen und jungen Säugling hängt
von der Ausdrucksform der H. Kr. ab. Bei den Formen mit Ileus- und Obsti-
pationszuständen genügt der Nachweis des „Trichters", der je nach dem Alter
des Kindes auch erst angedeutet sein kann (Abb. 3 und 4). In Zweifelsfällen
müssen andere Röntgensymptome herangezogen werden, z. B. sind parallele
Querfalten vom Typ der Kerckringschen Falten im Colon oberhalb des aganglionären Darmabschnittes typisch für die H. Kr. (s. Abb. 4 b).

Die zweite Neugeborenenform ist die zu 50% letal endende Enterocolitis,
die jeweils am distalen Abschnitt des Trichters endet und in Attacken verläuft.
Sie stellt das kindliche Äquivalent zum „toxischen Megacolon" der Colitis
ulcerosa dar. Entsprechend finden sich auch im Röntgenbild Kombinationssym-
ptome von Exsudation, entzündlicher Schleimhautveränderungen und mechanischer
Passageverlegung (Feinberg): verdickte Dünndarmwände, Flüssigkeitsspiegel in
Ileumschlingen, ferner beim Colon-Kontrasteinlauf ein schlieriges Schleimhautbild
und gezähnelte Konturen bis zu Pseudopolypen, wie wir sie bei einem spät
diagnostizierten eigenen Fall fanden (Abb. 7 d). Ein wichtiger klinischer Hinweis ist die Hypoproteinämie, die im Gegensatz zu allen anderen Krankheiten,
wie Nephrose, nur bei der H. Kr. mit derartigen Colonveränderungen einhergeht.

Orale Kontrastmittelfüllung

Der auf dem erweiterten Colon transversum reitende, quergelagerte und
torquierte Magen erscheint bei oraler Kontrastmittelpassage ziemlich konstant
als Kaskadenmagen (Abb. 5), worauf Wolf früher schon hingewiesen hat. Da
dieser Befund jedoch nicht pathognomonisch ist, wird angesichts der damit ver-
bundenen Verstärkung der Obstipation von der oralen Kontrastmittelgabe abge-
raten. Dennoch ist dieses Symptom dann von Wert, wenn, wie auch in unserem
Krankengut, bei Zeichen einer unklaren Baucherkrankung mit Enterocolitis noch
gar nicht an eine H. Kr. gedacht und zunächst eine Magen-Darmpassage vorgenommen wird.

2. Hirschsprungsche Krankheit mit langem engem Segment

Die totale Aganglionose des Colon wurde 1948 von Zuelzer und Wilson
beschrieben und auch als „Jirasek-Zuelzer-Wilson-Syndrom" bekannt, da Jirasek schon 1925 bei einem Erwachsenen ein entsprechendes Krankheitsbild beobachtet hatte. Bodian und Genton nennen sie auch „Megacolon sine Megacolon".
Bisher sind über 100 Fälle in der Weltliteratur bekannt geworden; Frech zitiert

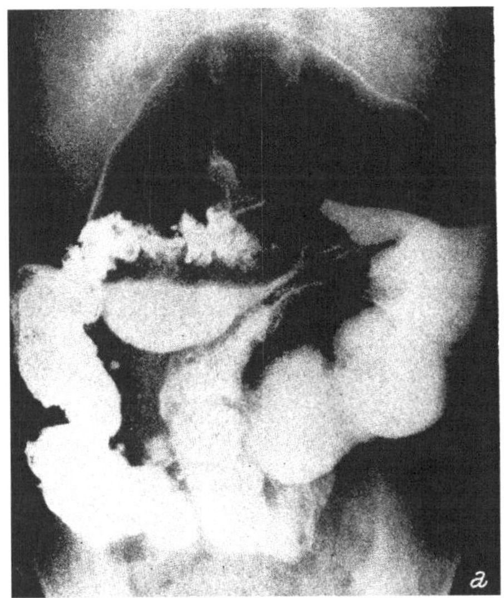
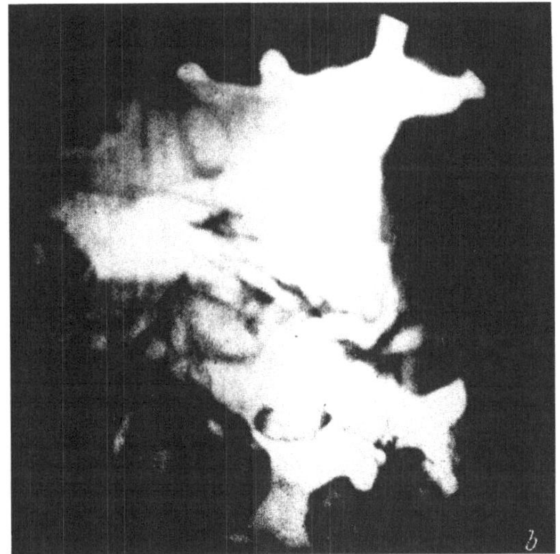
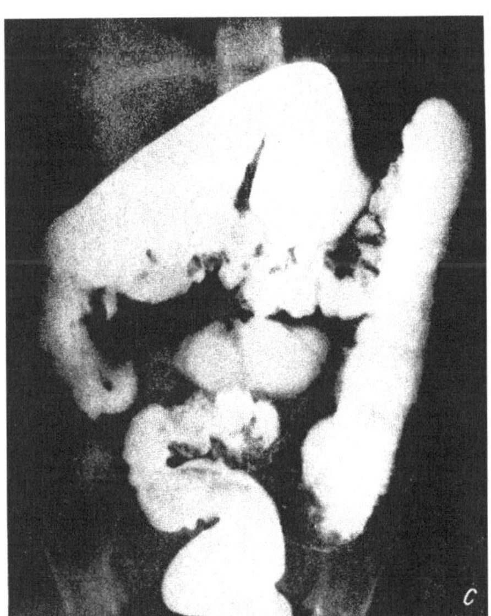
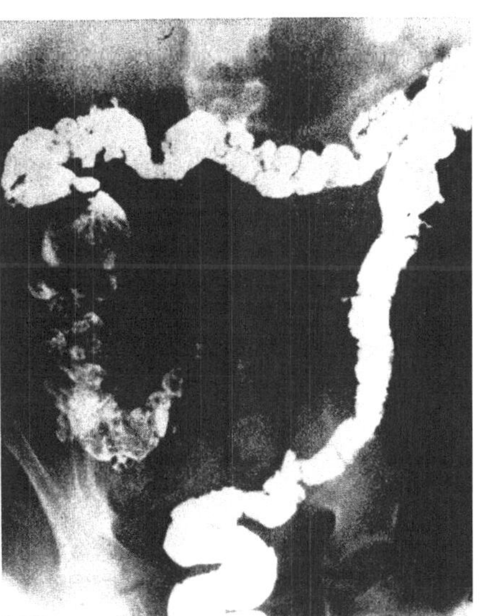

Abb. 7. Hirschsprungsche Krankheit mit langem engem Segment, langer Anamnese und Symptomenarmut. (H. F., geb. 24. 9. 39). Diagnosestellung mit 11 Jahren.
a) Orale Passage 4 Std. p. c. in aufrechter Position: Schwerstens dilatierte Dünndarmschlingen mit Spiegelbildung. Colon bis zur Mitte des Transversum gefüllt, Konturen unregelmäßig, einzelne Divertikel sind sichtbar. Beginn des engen Segmentes im Endileum erkennbar, b) Zielaufnahme der Ileocoecalregion mit Darstellung des Kalibersprungs im Endileum, c) Colon-Kontrasteinlauf (Spätaufnahme): Massiver Reflux des Kontrastmittels in das erheblich erweiterte Ileum. Colon mit relativ engem Kaliber und gezähnelten Konturen abgrenzbar, d) Colon-Kontrasteinlauf mit 13 Jahren (vor Operation): Enges Kaliber, unregelmäßige gezähnelte Konturen, multiple kleine Divertikel in allen Abschnitten

allein 79 aus dem englischen Schrifttum, darunter solche, die bis ins Ileum hinein-
reichten, einen Fall sogar, der sich bis ins Duodenum erstreckte. Im weiteren
Sinne versteht man jedoch unter „langem engen Segment" alle über das Sigmoid
hinausgehenden aganglionären Darmabschnitte, d. h. im eigenen Krankengut
ca. 10% bei einer Schwankungsbreite in der Literatur von 8—18% aller Hirschsprungfälle. Durch das Fehlen eines Megacolon wird das Krankheitsbild leicht
verkannt, die Letalität ist entsprechend hoch, nach Edelmann et al. und Gerald
beträgt sie 80%, im eigenen Krankengut 44% (Rehbein u. Mitarb.).

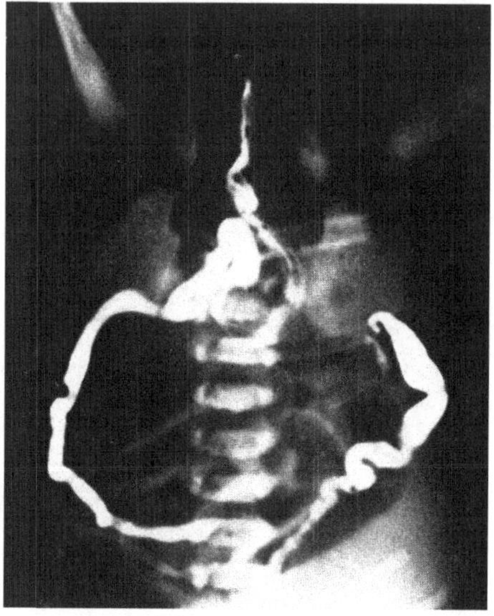

Abb. 8. Mikrocolon bei Meconiumileus. (J. J., 3 Tage alt). Bleistiftdünnes „unused
colon", im Gegensatz zum langen engen Segment bei Hirschsprungscher Krankheit glatte
Konturen, schmaleres Kaliber

Die klinische Symptomatik entspricht der einer tiefen Ileumstenose mit
Ileus-Symptomatik entweder kurz nach der Geburt oder später. Andere Säuglinge
weisen nur geringe Symptome auf, wie mäßiges Erbrechen nach den Mahlzeiten,
die eher an eine Pylorusstenose oder Malrotation denken lassen. Es sind jedoch
auch symptomfreie Intervalle beschrieben, die in einem eigenen Fall 10 Jahre zu
symptomenarmem Verlauf führten, im Falle Geralds sogar 14 Jahre anhielten.
Eine Relation zwischen der Länge der aganglionären Strecke und der Schwere der
Symptome besteht nicht.

Die *Abdomenübersichtsaufnahme* ergibt meist den bereits oben beschriebenen Befund mit Ileus-Zeichen, luftleerem kleinen Becken und dilatierten Darmschlingen, die dann je nach Ausdehnung des engen Segmentes dem proximalen
Colon bzw. ganzen Ileum angehören (Abb. 6 a). Bei 16 von 27 Kindern konnten
wir eine Abdomenübersichtsaufnahme anfertigen, die in ³/₄ der Fälle Ileuszustand,
bei 9 Kindern stark dilatierte Darmschlingen, dreimal Luftleere im kleinen

Becken und zweimal ein Pneumoperitoneum, davon einmal durch Anwendung eines Darmrohrs, ergab.

Die *orale Kontrastmittelpassage* wurde von uns viermal durchgeführt, da an eine langstreckige Aganglionose zunächst gar nicht gedacht wurde. Sie ergab dreimal einen Kaskadenmagen bei Säuglingen, deren Trichter später im Transversum nachgewiesen wurde, einmal bei einem 11 jährigen Kind enorm weite

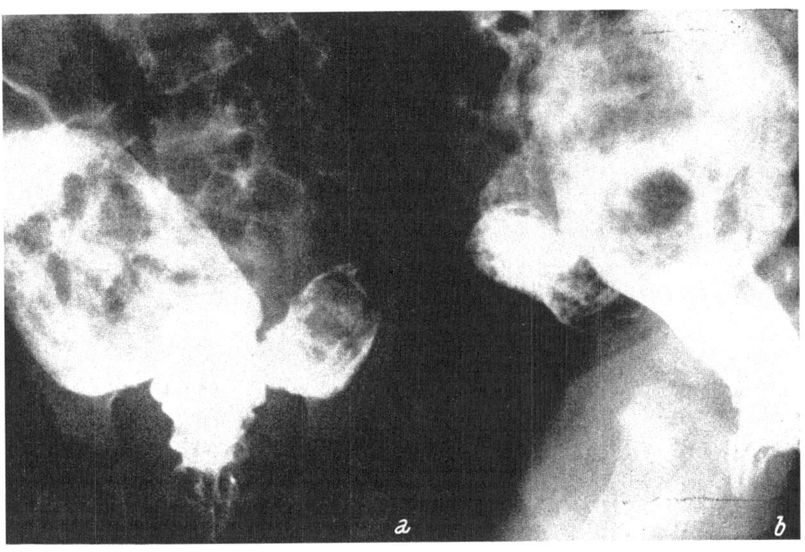

Abb. 9. Hirschsprungsche Krankheit mit ultrakurzem engem Segment. (R. R., geb. 13. 7. 59). Colon-Kontrasteinlauf mit 10 Monaten.
a) Vorderbild: Enges Segment nicht einwandfrei abgrenzbar, mäßige Dilatation des Recto-Sigmoid, b) Seitenbild: Sehr kurzes enges Segment im distalen Rectum

Ileumschlingen und eine Stenose im distalen Ileum als Zeichen der bis hierher reichenden aganglionären Strecke (Abb. 7 a). Typisch ist ein massiver gastro-oesophagealer Reflux und die Stase des Bariums, das im oberen Verdauungstrakt (Oesophagus, Magen, Jejunum) noch 24 Stunden, im übrigen Darmtrakt bis zu 3 Tagen nachweisbar bleibt, während wasserlösliche Kontrastmittel durch Stimulierung der Motorik weniger verzögert passieren, aber dennoch 4 bis 5 Stunden im Dünndarm verbleiben. Regurgitierte Kotbestandteile als Füllungsdefekte im Jejunum beschrieb FRECH.

Ist dem Kinde ein *Colon-Kontrasteinlauf* zuzumuten, so sollte er unbedingt durchgeführt werden.

Von 27 eigenen Patienten mit langem engen Segment konnten wir 19mal einen Colon-Kontrasteinlauf vornehmen, der in den ersten 10 Lebenstagen von insgesamt 6 Kindern 5mal keine pathologischen Veränderungen erkennen ließ, während von der 5. Lebenswoche an bei 13 Kindern 10mal das lange enge Segment dargestellt werden konnte.

Betrifft das enge Segment nur Teile des Colon, so ist die Diagnose auch schon im Neugeborenenalter zu stellen. Schwierig wird sie jedoch, wenn das ganze Colon befallen ist. Es gibt aber eine Reihe wichtiger Röntgensymptome, die zur Diagnose führen können: Das *verengte Kaliber* ist ein wertvoller Hinweis besonders dann, wenn es mit *bizarren sägezahnähnlicheen Konturen* oder *kontrakturähnlichen Kaliberschwankungen* einhergeht (Abb. 6 b und 7 c). Diese kommen am besten auf Entleerungsaufnahmen zur Darstellung (Abb. 7 d) und finden sich

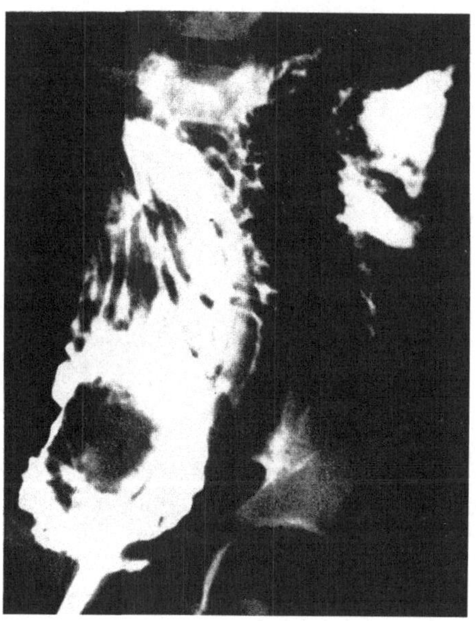

Abb. 10. Hirschsprungsche Krankheit mit ultrakurzem, röntgenologisch kaum wahrnehmbaren engen Segment. (D. K., geb. 10. 4. 56). Untersuchung und Diagnosestellung mit 3 Jahren bei anhaltender Obstipation. Entleerungsaufnahme nach Colon-Kontrasteinlauf: Tomatengroßer Füllungsdefekt im Rectum (Koprolith). Erhebliche Dilatation des ganzen Rectums, übriges Colon unauffällig

auch bei „klassischen" Colitisfällen. Bill und Chapmann beschrieben 23 solcher Enterocolitisfälle mit spiculaartigen Konturen, die sich später als Megacolon congenitum mit langem engen Segment erwiesen. Ein echtes Mikrocolon im Sinne des „unused microcolon" liegt bei Kaliberverengungen nicht vor und muß differentialdiagnostisch an einen Meconiumileus oder eine Dünndarmatresie denken lassen (Abb. 8). Häufig besitzt jedoch das Colon zwar eine normale Lumenweite, dennoch aber veränderte Konturen, die in seltenen, spät erkannten Fällen bis zur Divertikulosis reichen können (Abb. 7 d). Als „false caliber transition" beschreibt Frech eine Kaliberverjüngung rectalwärts im distalen Colon statt umgekehrt.

Die *Länge des Colon* ist geringer als gewöhnlich, erkennbar an den fehlenden Schleifen und kurzen Flexuren (Berdon, Koontz und Baker; Hope).

Im Falle stark geblähter Darmschlingen erlaubt der Colon-Kontrasteinlauf auch die Zuordnung derselben zum Ileum (Abb. 6).

Als weiteres Symptom findet sich bei der hier indizierten Prallfüllung der *massive Reflux in das weitgestellte Ileum* (Abb. 7 c), und — auf Spätaufnahmen — auch *bis in den Magen,* wie dies CHANDLER und ZWIREN bei zweien ihrer drei Fälle beobachteten.

Die *Stase des Kontrastmittels* im Dünndarm und im Colon ist auf Spätaufnahmen bis zu mehreren Tagen nachweisbar.

Die Röntgensymtomatik ist auf Tab. 1 gesondert zusammengestellt.

Tabelle 1. *Röntgensymptomatik bei Hirschsprungscher Krankheit mit langem engem Segment*
(Totale oder subtotale Colon-Aganglionose)

A. *Abdomenübersichtsaufnahme:*
Enorme Dilatation der Dünndarmschlingen.

B. *Colonkontrasteinlauf:*
Normales oder gering verengtes Kaliber, selten „Mikrocolon".
verminderte Colonlänge, Verkürzung der Flexuren und Schlingen.
Wellige oder sägezahnähnliche Colonkonturen mit kontrakturähnlichen Kaliberschwankungen.
Querfalten (ähnlich den Kerckring'schen Falten).
Massiver Reflux in den erweiterten Dünndarm, oft bis zum Magen (Spätaufnahme!).
Verzögerte Kontrastmittelentleerung.
„false caliber transition".

C. *Orale Magen-Darmpassage:*
Gastro-oesophagaler Reflux.
Schwerstens verzögerte Kontrastmittelpassage infolge verlangsamter Motorik des gesamten Ileum.

3. Das ultrakurze oder fehlende enge Segment

Diese Möglichkeit haben KEEFER und MOKROHISKY schon 1954 erwähnt, jedoch ist ihre Behauptung, daß auch Segmente des Colons, insbesondere des Rectums, aganglionär sein Können, nie bewiesen worden. Wir fanden die sehr kurze aganglionäre Zone immer auf das distale Rectum beschränkt, d. h. 2 cm oberhalb der Anocutangrenze beginnend (Abb. 9). VEREANU und FRUCHTER beschrieben solche Fälle als „Achalasia ani". Von unserem Kollektiv fand sich 58mal, d. h. in 14,3% kein oder ein ultrakurzes enges Segment im Röntgenbild, obwohl histologisch eine kurze aganglionäre Zone nachweisbar und der klinische Befund für eine H. Kr. typisch war.

Falsche Technik, der Verlaß auf einen „negativen Röntgenbefund" oder das Übersehen eines sehr kurzen engen Segmentes können die irrtümliche Annahme eines „idiopathischen" oder „psychogenen" Megacolons zur Folge haben. Die oft in Jahren acquirierten seelischen Störungen tragen zu dieser Fehldiagnose nur noch bei. Daher sollten alle verdächtigen Fälle ohne entsprechenden Röntgenbefund auch bioptisch oder elektromanometrisch untersucht werden.

Die Erklärung für einen fehlenden Röntgenbefund bei ultrakurzen engen Segmenten dürfte in der anatomischen Besonderheit des Rectums liegen, das besonders im Bereich der Ampulle ohnehin elastischer ist als in den davor geschalteten Colonabschnitten und eine Fixierung im kleinen Becken besitzt, die in diesem Abschnitt leichter zur mechanischen Dehnung durch Kotmassen oder durch ein Überangebot von Kontrastmittel wie auch zu einer passiven Erweiterung durch die Aufhängung im kleinen Becken führen kann. Gelegentlich weist auch ein Koprolith auf diese Stase hin (Abb. 10).

Schlußfolgerungen

Im Neugeborenenalter ist die Röntgendiagnose der H. Kr. noch unsicher. Ihre Zuverlässigkeit wächst mit zunehmendem Alter des Kindes. In der ersten Lebenswoche ist die Abdomenübersichtsaufnahme in aufrechter Position, eventuell in 2 Ebenen, von der 2. Lebenswoche an der Colon-Kontrasteinlauf je nach dem Zustand des Kindes gerechtfertigt. Ein zunächst noch *negativer Röntgenbefund* schließt eine *H. Kr. nicht aus,* berechtigt andererseits aber auch nicht dazu, von einer „Fehldiagnose" zu reden. Die Röntgenuntersuchung ist zu Beginn des Lebens einer von mehreren möglichen Bausteinen zu Diagnose: klinische Symptome (Zeichen des Passagehindernisses, Stuhlverhaltung oder Enterocolitis) müssen berücksichtigt und die Rectumbiopsie bzw. die Cholinesteraseaktivität herangezogen werden, um die Diagnose auch ohne den röntgenologischen Nachweis des engen Segmentes zu ermöglichen. Dieser gelingt bei entsprechender Technik meist von der dritten bis vierten Lebenswoche an, kann aber durch regelmäßige Darmspülungen um Monate verzögert werden. Bei gezielter Technik, wie sie oben beschrieben wurde, und strahlensparendem Vorgehen (Anwendung von Bildverstärkern und jeweils nur sekundenlanger Durchleuchtung) ist die *Wiederholung eines Colon-Kontrasteinlaufes* bis zur Diagnosestellung durchaus *gerechtfertigt* (Abb. 4).

Bei *H. Kr. mit langem engen Segment* müssen eine Reihe von charakteristischen Röntgensymptomen beachtet werden, deren Manifestationsformen und Intensität unterschiedlich sind. Auch hier kann eine gezielte Untersuchungstechnik die Röntgendiagnose erleichtern.

Bei *fehlendem oder ultrakurzem engen Segment* kann der Röntgenbefund im Stiche lassen oder in seitlicher Strahlenrichtung nur einen kleinen „Rectumszipfel" zu erkennen geben. Besteht nach dem klinischen Befund der Verdacht, so sollte die Rectumbiopsie oder der elektromanometrische Nachweis der veränderten physiologischen Peristaltik mit der Ballonmethode (Ustach, Hiatt, Tobon) eingesetzt werden.

Literatur

BERDON, W. E., and D. H. BAKER: The roentgenographic diagnosis of Hirschsprung's disease in infancy. Amer. J. Roentgenol. **93**, 432 (1965).

— P. KOONTZ, and D. H. BAKER: The diagnosis of colonic and terminal ileal aganglionosis. Amer. J. Roentgenol. **91**, 680 (1964).

BILL, A. H., and N. D. CHAPMAN: Enterocolitis of Hirschsprung's disease: its natural history and treatment. Amer. J. Surg. **103**, 70 (1962).

BODIAN, M., C. O. CARTER, and B. C. H. WARD: Hirschsprung's disease with radiological observations. Lancet I/1951, 302.

— F. D. STEPHENS, and B. C. H. WARD: Hirschsprung's disease Lancet 1950, **258**, 19.

CHANDLER, N. W., and G. T. ZWIREN: Complete reflux of the small bowel in total colon Hirschsprung's disease. Radiology **94**, 335 (1970).

DAVIS, W. S., and R. P. ALLEN: Conditioning value of the plain film examination in the diagnosis of neonatal Hirschsprung's disease. Radiology **93**, 129 (1969).

DEFFRENNE, P., et M. DAUDET: La place du contraste gazeux dans le diagnostic radiologique de la maladie de Hirschsprung. Ann. Chir. infant. **5**, 135 (1964).

EDELMAN, S., L. STRAUSS, J. M. BECKER, and E. ARNHEIM: Universal aganglionosis of the colon. Surgery **47**, 667 (1960).

EHRENPREIS, T.: Megacolon in newborn: Clinical and radiological study with special regard to pathogenesis. Acta paediat. **32**, 358 (1945).

— Hirschsprung's disease in the neonatal period. Arch. Dis. Childh. **30**, 8 (1955).

FEINBERG, B. B., W. KRIVIT, and R. A. ULSTROM: Characteristic Roentgen findings of colon in exsudative enteropathy secondary to Hirschsprung's disease. Radiology **80**, 212 (1963).

FRECH, R. S.: Aganglionosis involving the entire colon and a variable length of small bowel. Radiology **90**, 249 (1968).

GENTON, N., et D. POMETTA: Un propos d'un cas de côlon aganglionnaire: Maladie de Hirschsprung sans mégacôlon. Helv. paed. Acta **14**, 383 (1959).

GERALD, B.: Aganglionosis of the colon and terminal ileum: long term survival. Amer. J. Roentgenol. **95**, 230 (1965).

HERZOG, B.: Die Hirschsprung'sche Krankheit mit total aganglionärem Colon (Megacolon congenitum ohne Megacolon). Helv. chir. Acta **34**, 446 (1967).

HIATT, R. B.: Pathologic physiology of congenital megacolon. Ann. Surg. **133**, 313 (1951).

HOFMANN, S., und F. REHBEIN: Die Hirschsprung'sche Erkrankung im Neugeborenenalter. Z. Kinderchir. **3**, 182 (1966).

HOPE, J. W., P. F. BORNS, and P. K. BERG: Roentgenologic manifestations of Hirschsprung's disease in infancy. Amer. J. Roentgenol. **95**, 217 (1965).

JIRASEK, A.: Über einige intramurale Ursachen der Krämpfe des Verdauungskanals. Acta chir. scand. **59**, 91 (1925).

KEEFER, G. P., and J. F. MOKROHISKY: Congenital megacolon (Hirschsprung's disease). Radiology **63**, 157 (1954).

REHBEIN, F., H. HALSBAND, und S. HOFMANN: Hirschsprung'sche Krankheit mit langem engem Segment. Dtsch. med. Wschr. **94**, 708 (1969).

TOBON, F., N. C. R. W. REID, J. L. TALBERT, and M. M. SCHUSTER: Nonsurgical test for the diagnosis of Hirschsprung's disease. New Engl. J. Med. **278**, 188 (1968).

USTACH, TH. J., F. TOBON, and M. M. SCHUSTER: Simplified method for diagnosis of Hirschsprung's disease. Arch. Dis. Childh. **44**, 694 (1969).

VEREANU, D., und Z. FRUCHTER: Zur Röntgendiagnostik des megacolon congenitum beim Kinde. Radiol. diagn. **6**, 645 (1965).

Wolf, H. G.: Megacolon congenitum (Hirschsprung). Klinik und Röntgenologie im Neugeborenen- und frühen Säuglingsalter. N. Österr. Z. Kinderheilk. **2**, 59 (1957).
Zuelzer, W. W., and J. L. Wilson: Functional intestinal obstruction on a congenital neurogenic basis in infancy. Amer. J. Dis. Childh. **75**, 40 (1948).

Anschrift des Verfassers: Priv.-Doz. Dr. E. Willich, Universitäts-Kinderklinik, Röntgenabteilung, Hofmeisterweg 1—9, D-69 Heidelberg, Deutschland.

Problems in the Diagnosis of Hirschsprung's Disease

By

H. H. Nixon, London

With 2 Figures

Summary

The classical Hirschsprung's disease is diagnosed by clinical picture and X-ray. Problems arise by variations in presentation, difficulties in interpretation of radiological and microscopic findings and conditions simulating Hirschsprung's disease.

1. Variations

a) ultrashort segment: Diagnosis is possible only by pressure-studies and histochemistry, (X-ray and conventional histology not sure). Clinical picture mild.
Therapy: Sphincterotomy.

b) Long aganglionic segment: mostly severe symptoms in the neonatal period, but mild forms, detected in later childhood are also seen. Is to be distinguished from formefruste of meconium-ileus or functional-transient obstruction of the neonate. In the late forms the irregular motility of the colon is typical (X-ray).

c) Hypoganglionosis, produces symptoms in some resected cases of Aganglionosis. Diagnosis by biopsy (but difficult). Therapy: Sphincterotomy.

d) Presentation by diarrhoea: 30%. The ischemic enterocolitis is in prognosis a severe complication. Preliminary colostomy is advised.

e) Prenatal perforation: rare, appears as intestinal atresia. Diagnosis by microscopic examination after resection.

2. Conditions Simulating Hirschsprung's-Disease

a) transient functional obstruction of the neonate: As the X-ray, clinical picture, pressure studies and finding during operation may not differ from true Hirschsprung and conventional rectal biopsy is not advisable in neonates, the diagnosis is only possible by suction biopsy. Symptoms are ceasing in three weeks.

b) Sigmoideal or rectal diaphragma: rare, only during operation to be recognised.

c) Malabsorptionssyndrom: all suspected cases of Hirschsprung's disease should be investigated for that and vice versa.

Zusammenfassung

Probleme bei der Diagnose der Hirschsprungschen Erkrankung

Der klassische Fall der Hirschsprungschen Erkrankung wird problemlos diagnostiziert durch das klinische Bild und die Röntgenuntersuchung. Die rektale Biopsie bietet die Sicherung der Diagnose.

Probleme in der Diagnose können entstehen durch Variationen der echten Hirschsprungschen Erkrankung, durch Schwierigkeiten in der Auslegung des pathologischen und radiologischen Befundes oder von Krankheitszuständen die die Hirschsprungsche Erkrankung simulieren.

1. Variationen

a) Das ultrakurze Segment kann röntgenologisch nicht nachgewiesen werden, auch histologisch ist ein Nachweis mit den herkömmlichen Methoden nicht sicher möglich. Die Diagnose erfolgt durch Druckmessung (komplizierte Methode) oder durch neuere histochemische Methoden (Meier-Ruge). Die Symptomatik ist gewöhnlich mild, für die Therapie genügt die Sphincterotomie.

b) Das lange aganglionäre Segment mit totaler Aganglionose des Colon, entweder mit schwerer akuter Symptomatik, oder in einzelnen Fällen mit relativ geringfügiger Symptomatik (erst im späteren Kindesalter zur Diagnose kommend).
Die Differentialdiagnose ist zu stellen gegen forme fruste des Meconiumileus oder gegen die „funktionelle vorübergehende Darmobstruktion" des Neugeborenen. Charakteristisch ist im älteren Kindesalter eine irreguläre Motilität des Colon (im Röntgenbild sichtbar). Für die Behandlung kommt eine präliminäre Colostomie oder Ilesotomie in Frage mit nachfolgender totaler Colonresektion und Ileorektostomie.

c) Die Hypoganglionose tritt klinisch erst in Erscheinung nach Resektion wegen Hirschsprungscher Erkrankung, da offensichtlich in einzelnen Fällen auch minderfunktionstüchtige Ganglienzellen in einzelnen Darmabschnitten vorhanden sind.
Die praktische Bedeutung dieses Krankheitsbildes liegt darin daß die Diagnose histologisch schwierig zu stellen ist, für die Therapie ist meistens eine zusätzliche Sphincterotomie genügend.

d) Durchfälle: Ein Drittel der Hirschsprungfälle des eigenen Materiales hatten als führendes klinisches Symptom Durchfälle. Die Ursache ist eine ischaemische Enterocolitis. In diesen Fällen ist eine Colostomie zur Vorbereitung für mindestens 1 Jahr notwendig. Diese Enterocolitis kann mit einer Dauerschädigung des Colonepithels ausheilen. Die endgültigen Ergebnisse im Hinblick auf die Mortalität sind bei dieser Komplikation wesentlich größer.

e) Pränatale Perforation: Sie kommt bei der Hirschsprungschen Erkrankung gelegentlich vor und heilt mit einer Darmatresie aus. Die Differentialdiagnose und Erkennung ist nur durch histologische Untersuchung möglich.

2. Simulierung der Hirschsprungschen Erkrankung

a) Die „vorübergehende funktionelle Obstruktion" beim Neugeborenen, ein Krankheitsbild welches sich weder röntgenologisch noch klinisch, noch beim Operationssitus noch bei der Druckmessung von der Hirschsprungschen Erkrankung differenzieren läßt. Es tritt auf bei Neugeborenen die einen Streß erlitten haben, ähnelt dem langen aganglionären Segment und verschwindet nach etwa 3 Wochen.
Die Differentialdiagnose in der Neugeborenenperiode wäre nur histologisch zu stellen, die herkömmliche rektale (volle Dicke) Biopsie ist jedoch in diesem Alter zu komplikationsreich und deshalb ist eine Saugbiopsie vorzuziehen.

b) Membranstenose im Bereiche des Sigma oder Rektum, imitiert die Hirschsprungsche Erkrankung und ist wahrscheinlich erst bei der Operation erkennbar.

c) Malabsorptionssyndrom. Alle diese Formen können der Hirschsprungschen Erkrankung sehr ähneln, daher sind alle Fälle mit Hirschsprungscher Erkrankung daraufhin zu untersuchen.

These problems may arise from variations in the presentation of the true disease; from difficulties in interpretation of our pathological and radiological investigations, or from other conditions simulating aganglionosis.

The classical case is straightforward and diagnosis from other forms of acquired megacolon and megareticum is readily made on the clinical picture (Table 1) and confirmed by radiology. Any doubt can be dispelled by rectal biopsy, and adequate biopsy will also confirm the upper limit of aganglionosis at operation. This is the typical situation. Problems arise in the cases now recognised as having unusually short or long segments and also due to variations in the histology of the abnormal segment.

Table 1. *Clinical Picture of Hirschsprung's Disease versus Symptomatic Megacolon*

	Hirschsprung's disease	Symptomatic Megacolon or Rectal Inertia
Onset	Neonatal	„bowel training age"
Constipation	+	+
Distension	+	−
Rectum	Empty	Loaded
Soiling	−	+
General Health	Poor	Reasonable
Risk to life	High	Negligible

1. The Ultra Short Segment

Barium enema cannot demonstrate with certainty this lesion in which denervation is virtually limited to the internal sphincter. Biopsy may also be equivocal because of the normal variation in the exact level above the anus at which the ganglia finish. In such a situation we have found anorectal pressure studies invaluable. The most important finding is absence of reflex inhibition of the internal sphincter on rectal distension (Fig. 1 a and b). The pressure trace from the rectum also demonstrates whether or not it is normally innervated and differentiates a truly ultrashort segment from a dilated longer segment.

These patients usually present clinically like Hirschsprung's disease — i. e. they have symptoms of constipation and abdominal distension dating from the newborn period — but they are not severe. Occasionally they may have faecal leakage like the overflow soiling of acquired megarectum (NISSAN, 1970). The early onset of symptoms should indicate a likely organic origin.

We have obtained a good response to treatment by anorectal myectomy according to LYNN's technique (LYNN 1966).

2. Long Segment with Total Aganglionosis of the Colon

Most babies with a totally aganglionic colon are so severely obstructed that laparotomy is required at which the nature of the lesion becomes clear. The dilated ileum tapers down to an unexpanded condition. At this stage there are two

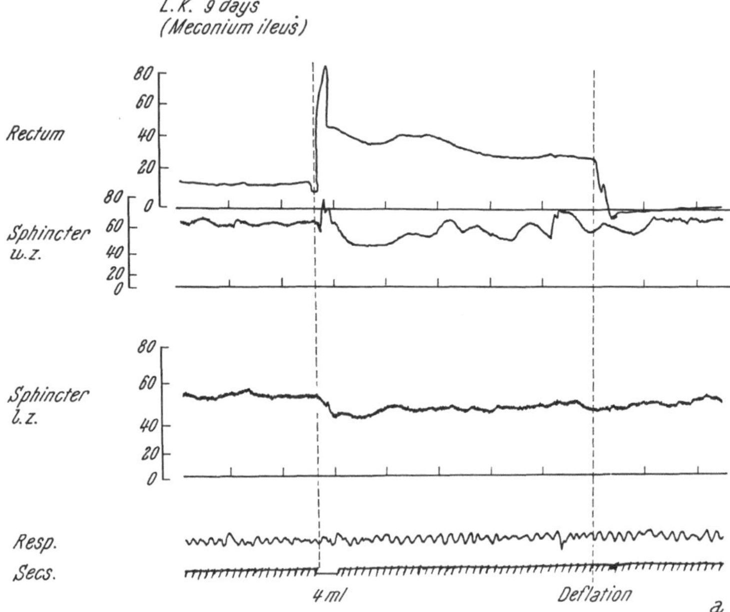

Fig. 1 a. Normal reflex inhibition on rectal destension

conditions which may look similar. One is a *forme fruste meconium ileus* in which the inspissated nature of the meconium ist not as obvious as usual. The other is the *functional transient obstruction* of the stressed newborn wich will be discussed later. If doubt remains at operation rapid examination of biopsy specimens is theoretically ideal. It is not always practical to await repeated specimens whilst operating on a sick baby even if a suitably experienced pathologist is immediately available. If doubt remains a Bishop-Koop type of Roux en Y ileostomy may be preferred to terminal ileostomy. It will relieve the obstruction if the diagnosis turns out to be true aganglionosis. If not then the ileostomy will spontaneously cease to function as the colon is cleared or recovers its activity.

More unexpectedly there are some babies with a long segment and even a totally aganglionic colon in which the clinical picture is mild. They may progress with only conservative care by washouts, as in this case managed at home by his mother for four years with aganglionosis right around to the caecum (Fig. 2). The barium enema in such children may be misleading for there is no narrow segment and the colon is of normal calibre. Abnormal motility on screening may be indicative and of course retcal biopsy or pressure studies should confirm the diagnosis. The lack of correlation between length of segment and severity can be explained by GARRETT and HOWARD's (1969) findings of variation in the histology. They studied 15 of my cases by acetylcholinesterase and catecholamine stains. There was a wide variation in the extent of abnormal innervation spreading into the muscle layers. Electron microscopic examinations show apparently functional "terminals" on these fibres (HOWARD 1970). The severity of the clinical presentation correlated well with the extent of abnormal intramuscular cholinesterase positive nerve fibres (Tab. 2). All aganglionic segments have a lack of

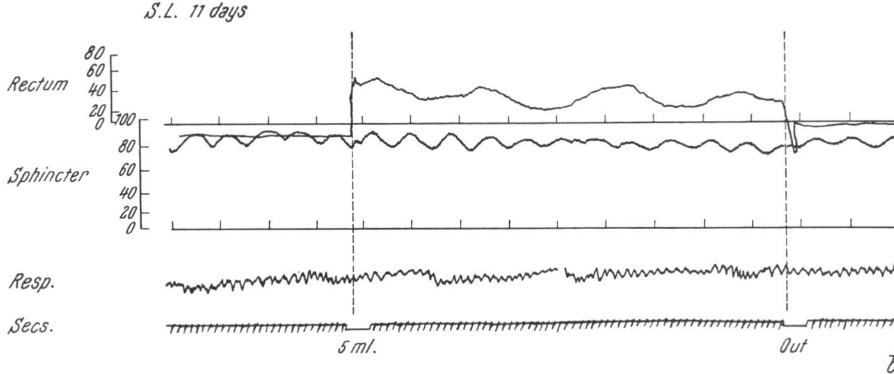

Fig. 1 b. Failure of inhibition and increased rhythmic acturity in Hirschsprung's Disease (after HOWARD)

Table 2. *Numerical Assessement of Acetylcholine Positive Nerves in Circular Muscle of Distal Aganglionic Bowel from Hirschsprung's Disease (15 cases)* (After GARRETT, HOWARD & NIXON, 1969)

Length of Aganglionic Segment of Bowel	Clinical Presentation		
	Simple Constipation	Constipation and Intermittent Obstruction	Severe Neonatal Obstruction
(a) 1—2 cm.	Case 1 ±		Case 8 + + +
	Case 2 ±		
(b) 5—7 cm.	Case 3 + +	Case 5 + +	Case 9 + + +
			Case 10 + + +
(c) Ending in sigmoid colon		Case 6 + +	Case 11 + + +
		Case 7 + +	Case 12 + + +
(d) Long segment disease	Case 4 ±		Case 13 + +
			Case 14 + + +
			Case 15 + + +

Note: The number of nerves in normal bowel lies between + and + +.

coordinated "peristalsis" but in those with massive abnormal innervation there is an additional "spastic" element.

For those long segments patients especially those with no residual colon I now prefer the Duhamel procedure with Lester Martins's modification to avoid pouch formation and the use of the automatic stapler to avoid the discomfort and hazard of crushing clamps. The extra "reservoir" capability gives an easier convalescence with less tendency to excoriating loose stools. I would use the same ileorectostomy even for a case in which the ascending colon was ganglionic because I have had trouble from anastomosis of the proximal ascending colon which

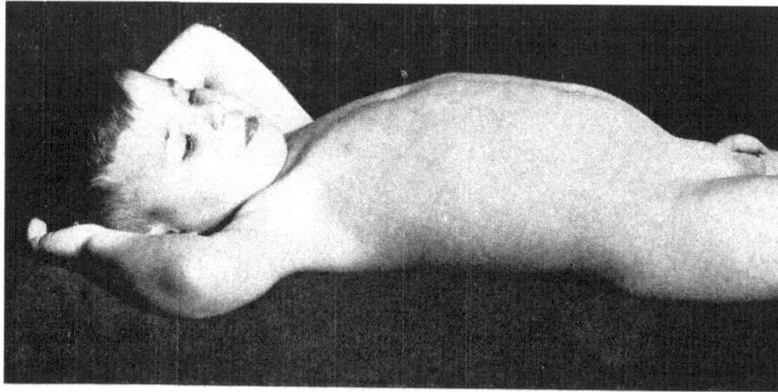

Fig. 2. Aganglionosis extending to caecum. In good health at $3^1/_2$ years of age having only been treated at home by washouts given by his mother

seems to be poorer material for healing and for propulsion. However, I believe it is very important that a good terminal ileostomy should be fashioned at the preliminary operation and that one should give about three months for the ileum to colon-ise before the definitive operation. Then I believe one will avert the problems of grossly fluid stools and electrolyte disorders which have been reported. I believe this staging to be more important than the length of the rectal segment left in situ.

3. Hypoganglionosis

Like many others we have had incomplete relief of symptoms following and apparently adequate resection back to ganglionic bowel. Some of these are due to residual obstruction by the uninnervated internal sphincter and are relieved by sphincterotomy. Rehbein has rightly stressed the importance of the internal sphincter dysfunction. However, there are others in which the bowel proximal to the anastomosis fails to propel in spite of having been reported as ganglionic. This may be due to dysfunction in the transitional or hypoganglionic zone — usually short but sometimes many centimetres long. Meier-Ruge and Rehbein have recently commented on this variant in Ztschr. für Kinderchirurgie (1970).

The practical point is that the finding of an occasional ganglion cell in a small biopsy is not sufficient to confirm normality of the bowel. HOWARD's (1968) pharmacological studies support this observation. The response to acetyl choline and nicotine in transitional bowel ("hypoganglionic") was the same as that of an aganglionic segment. In this zone the intramuscular innervation was less than in normal bowel and EHRENPREIS (1968) hypothesis of denervation hypersensitivity could apply at this level.

4. Presentation with Diarrhoea

30% of our Hirschsprung's disease presenting in the first weeks of live have diarrhoea as well as distension. The ischaemic enterocolitis which causes it is of uncertain origin but obstructon is at least an important factor and its early relief can allow resolution. BERRY and FRASER (1967) have produced a similar lesion by sensitisation to the E. coli Endotoxin in rabbits and suggest it is due to a SCHWARTZMANN type of reaction. Monereo (1968) suggests that it is the result of the ileocaecal valve becoming incompetent allowing reflux of infected colonic content.

This paradoxical presentation may result in the misdiagnosis of gastro-enteritis. Failure to relieve the obstruction will usually be fatal. Gastro-enteritis with hypokaliaemia will also develop a distended abdomen but it behoves the paediatrician to think of the possibility of Hirschsprung's disease in a baby with diarrhoea and distension which does not respond promptly to correction of the electrolyte deficit.

Deflation is the most important part of treatment. Sudden deflation by colostomy is liable to be followed a few hours later by acute peripheral circulatory failure — perhaps due to endotoxic shock or septicaemia. It is, therefore, preferable to relieve the distension gradually by rectal saline washouts before colostomy whenever possible. If circulatory failure should arise then the regime of wide spectrum antibiotics, transfusion and large doses of hydrocortisone may be effective.

The patient who has once had enterocolitis is prone to recurrence under various stresses including that of the definitive operation. I consider that this, rather than purely technical details, is the most important cause of unexpected anastomotic leaks. It is, therefore, my practice to leave any patient who has had acute entercolitis for a year with a colostomy or ileostomy before resection.

A more chronic form of enterocolitis exists and this past year we have had two patients admitted after treatment elsewhere with steroids as infant cases of ulcerative colitis. Again the persistent abdominal distension should have led to suspicion of the underlying aganglionosis.

Healing may take place with a simple cuboidal epithelium without typical mucus secretory cells (BERRY, 1969). Then frequent loose stools and sensitivity to articles of diet may persist after adequate definitive operation. The condition tends to improve with the passage of time and symptomatic treatment, but in one severe case it was necessary to allow a period with a proximal colostomy and systemic steroids before resolution occurred.

5. Transient Functional Obstruction in the Newborn

A temporary clinical picture akin to Hirschsprung's disease may arise in the newborn. Half of these imitators have been premature and a history of neonatal asphyxia or respiratory distress syndrome or of exchange transfusion has been common. Several of these patients have been referred to us after neonatal colostomy has been performed elsewhere. The "cone" is commonly described as near the splenic flexure of the colon. Rectal biopsy will exclude aganglionosis. The defunctioned disused colon may, however, be so narrow that an orthodox colostomy closure will often leak. A Bishop-Koop type of Roux en Y reconstruction to allow the distal colon time to expand and function followed by secondary closure of the side limb is less prone to complications.

If the patient is seen in the newborn period colostomy may still be necessary to relieve the transient functional obstruction but one can usually temporise with conservative measures including saline rectal lavage. Barium enema may be inconclusive. The rectal pressure studies may be helpful — the internal sphincter reflex is absent as in true aganglionosis but a very low resting pressure and absence of normal rectal wavels may be indicative. Open rectal biopsy is reliable but a tricky procedure in the newborn. Meier-Ruge's cholinesterase technique seems likely to increase the reliability of the simpler suction biopsy (which we have found unreliable in the past with standard stains).

6. Prenatal Perforation

Prenatal perforation of the gut has twice in our series given rise to a congenital intestinal stenosis — one in lower ileum and one in transverse colon — both at the transition zone. The possibility of aganglionosis distal to an atresia or stenosis must be borne in mind and careful histological examination of the excised distal blind end should reveal its presence.

7.   On the other hand I have had a patient referred with the diagnosis of Hirschsprung's disease having a megacolon and typical cone in the sigmoid colon which in fact turned out to be a colonic incomplete septum imitating the gross picture of aganglionosis. The septum was not recognisable from the outside of the bowel.

8.   We have also had patients with malabsorption syndromes referred as possible Hirschsprung's because of the persistent abdominal distension. The distension has been due to fermentation in coeliac type disorders or due to small intestinal stenosis with a stasis syndrome. But these patients have not had the typical constipation and „rabbitty" small stools of Hirschsprung's disease. Barium enema investigation allied to the clinical story has been sufficient to exclude Hirschsprung's disease without the need for biopsy.

References

BERRY, C. L.: J. Path. Bact. **97,** 731 (1969).

DUHAMEL, B.: Arch. Dis. Childh. **41,** 150 (1966).

EHRENPREIS, T.: J. Pediat. Surg. **2,** 569 (1967).

FRASER, G. C., and C. L. BERRY: J. Pediat. Surg. **2,** 205 (1967).

GARRETT, J. R., E. R. HOWARD, and H. H. NIXON: Arch. Dis. Childh. **44,** 406 (1969).

HOWARD, E. R., and GARRET J. R.: GUT. II. 1007 (1970).

— and H. H. NIXON: Arch. Dis. Childh. **43,** 569 (1968).

LYNN, H.: Mayo Clinic Proc. **41,** 289 (1966).

MARTIN, L. W., and D. R. CAUDILL: Surgery **62,** 951 (1967).

MEIER-RUGE, W., R. MORGAN, and F. REHBEIN: Z. Kinderchir. **8,** 253 (1970).

MONEREO: Transactions of XII International Paediatric Congress, Mexico City (1968).

NISSAN, S., J. A. BAR-MAOR, and E. LEVY: Ann. Surg. **170,** 969 (1969).

Author's address: Dr. H. H. NIXON, The Hospital for Sick Children, Great Ormond Street, London, W. C. 1, Great Britain.

Funktionelle Untersuchungen beim Morbus Hirschsprung

Von

A. F. Schärli

Kinderchirurgische Abteilung des Kinderspitals Luzern, Schweiz
(Leitung: PD. Dr. A. Schärli)

Mit 7 Abbildungen

Zusammenfassung

1. Die Motilität des aganglionären Anteils bei der Hirschsprung'schen Krankheit unterscheidet sich vom normalen ganglionären Rektum durch das Fehlen einer segmental unterschiedlichen Ruheaktivität, die Abwesenheit einer propulsiven Tätigkeit und schließlich durch einen pathologisch kontraktiven Sphinkter internus-Reflex. Die sensible und willkürmotorische Innervation des Anorektums ist jedoch erhalten.

2. Nach unserer Erfahrung ist es zwar nicht möglich, die Diagnose eines kongenitalen Megakolons manometrisch mit ausschließlicher Sicherheit zu stellen, wenn entzündliche Veränderungen und ein Oedem der Wand das typische Bild der multisegmentalen Kontraktionen alterieren. Das Vorhandensein einer Propulsion und eines erschlaffenden Sphinkter internus nach Rektumdistension macht im Verdachtsfalle aber die Diagnose eines Morbus Hirschsprung unwahrscheinlich.

3. Die Operationsverfahren nach Swenson, Soave und Duhamel sind imstande, die propulsive Aktivität herzustellen und eine Analwärtsbeförderung von Stuhl zu gewährleisten. Bei der Swenson'schen Operation ist besonders darauf zu achten, daß die Anastomose knapp oberhalb des Analringes zu liegen kommt, damit das Stuhldranggefühl und der Defäkationsablauf ausgelöst werden können. Die Operation nach Soave macht eine prolongierte Dehnungsbehandlung notwendig, da der muskuläre Rektalschlauch eine Schrumpfungstendenz und die Neigung zum Fortbestehen einer „mass contraction" zeigt. Bei der Duhamel'schen Operation besteht das Hauptanliegen in der Kleinhaltung der Rektaltasche, die als aganglionärer Anteil aperistaltisch bleibt und einen distensiblen Blindsack darstellt.

4. Ein merkwürdiges Detail stellen 3 Patienten mit chronischer Obstipation dar, die auf Stimulierung hin trotz Resektion des aganglionären Darmanteils noch immer zeitweise das Bild vom multisegmentalen Kontraktionen ohne Stuhlbeförderung zeigten. Es kann hier vermutet werden, daß die Ursache in einer Hypoganglionose liegt.

5. Nur fünfmal von allen untersuchten Patienten wurde der Sphinkter internus-Reflex postoperativ als normal befunden. In 9 Fällen hingegen bestand eine pathologische

Reaktion fort. Diese Kontraktion führt zu erhöhter anorektaler Sphinkterresistenz gegen propulsive Wellen und mag die Ursache für den „spastischen" Sphinkter darstellen. Durch Dehnungsbehandlung oder partielle Sphinkterexcision kann diesem Spasmus begegnet werden.

Wir sind der Ansicht, daß Motilitätsstudien ein wertvoller Beitrag zur Klinik der Hirschsprung'schen Krankheit darstellen und die Befunde der Rektaluntersuchung und des Röntgenbildes sinnreich ergänzen.

Summary

Functional Examinations in Cases of Hirschsprung's Disease

1. The motility of the aganglionic segment in cases of Hirschsprung's disease differs from the normal ganglionic rectum in that relaxation differing by segments is missing, the absence of propulsive activity and finally in a pathologically contractive sphincter internus reflex. The conscious and voluntary innervation of the anorectum is, however, preserved.

2. In our experience it is impossible to diagnose congenital megacolon manometrically with absolute certainty when inflammatory changes and an oedema of the walls change the typical picture of multisegmental contractions. However, the presence of propulsion and of a slackening sphincter internus after distension of the rectum make the diagnosis of Hirschsprung's disease most unlikely.

3. The surgical techniques of SWENSON, SOAVE and DUHAMEL are effective in establishing propulsive activity and ensuring the transport of feces. With the SWENSON operation it is essential to ensure that the anastomosis be placed directly above the anal ring so that the impulse of bowel movement and defecation can be induced. The SOAVE Operation necessitates prolonged dilatation treatment, since the muscular rectum has a tendency towards continued mass contraction.

With the DUHAMEL operation the main concern is to keep the rectal pocket small, which remains aperistaltic as the aganglionary segment and corresponds to a distensible pocket.

4. Three patients with chronic obstipation present a peculiar detail in that they occasionally presented the picture of multisegmental contractions without propulsive activity even after resection of the aganglionary segment of the intestine. One can only presume that the cause lies in hypoganglionosis.

5. In only 5 of all the patients examined was the sphincter internus-reflex found to be normal after operation. In 9 cases, however, a pathological reaction persisted. This contraction led to enforced anorectal sphincter resistance against propulsive waves and might be the cause of the „spastic" sphincter. Dilatation treatment or partial sphincter excision can overcome these spasms.

We are of the opinion that motility studies present a valuable addition to the clinical findings on Hirschsprung's disease and are a meaningful supplement to the results of rectal and x-ray examination.

I. Einleitung

Vor etwas über 20 Jahren hat SWENSON (1) durch die Einführung der Durchzugsoperation und Resektion des aganglionären Darmanteils eine definitive Behandlung der Hirschsprung'schen Krankheit bewirkt. STATE (2) schlug 1952 eine abdominale Resektion des Rektums vor, und REHBEIN (3) erzielte mit dieser Methode sehr gute Resultate. 1957 hat DUHAMEL (4) das Verfahren SWENSON's modifiziert, indem er das Rektum in situ beläßt und das ganglionäre Kolon retrorektal durchzieht. Soave (5) hat 1964 den endorektalen Durchzug propagiert.

Während die chirurgische Behandlung des kongenitalen Megakolons eine Lösung der klinischen Problematik darstellt, ist die Pathogenese und Aetiologie noch unklar. (Fehlen von Ganglienzellen, Bodian (6), pharmakologische Untersuchungen von Wright und Sheperd (7), histochemischen Studien von Ehrenpreis (8), Erhöhung der Cholinesterase im aganglionären Segment, Kamijo et al (9), Meier-Ruge (10).

Pathophysiologische Studien wurden zunächst von Swenson (11) et al. mit einer Ballon-Technik durchgeführt. Die Autoren fanden eine verminderte Aktivität im kontrahierten Segment und eine fehlende Überleitung peristaltischer Wellen ins aganglionäre Segment. Hiatt (12) beschrieb die unkoordinierten Druckveränderungen als „mass contractions". Davidson (13) (14) konnte bei der Hälfte seiner Patienten die aganglionäre Übergangszone nach Mecholyl-Injektionen manometrisch definieren.

Während nach rektaler Distension beim Normalen eine Relaxation des Sphinkter internus auftritt, beobachteten Schuster (15) et al. beim Morbus Hirschsprung eine Kontraktion. Ähnliche Befunde wurden seither auch von anderen Autoren mitgeteilt.

Über das funktionelle Verhalten des Kolons und Rektums nach einer Durchzugsoperation fehlen Informationen fast vollständig. Wir haben daher, bei 84 Patienten, die nach verschiedenen Methoden operiert worden waren, Motilitätsstudien durchgeführt.

II. Krankengut

Während den letzten 3 Jahren haben wir bei 25 Patienten, die wegen Verdachts auf Morbus Hirschsprung hospitalisiert wurden, Motilitätsstudien vorgenommen.

Als Kontrolle diente eine weitere Gruppe von 10 Patienten ohne jeglichen rektalpathologischen Befund. In einer dritten Gruppe wurden die Untersuchungen von 49 Patienten 6 Monate bis 14 Jahre nach der Durchzugsoperation zusammengefaßt.

Methode

Bei diesen Studien wurden Druckveränderungen simultan vom Rektosigmoid, Rektum und Anorektum vorgenommen und mit einem Beckmann Dynograph oder einem Philipps Polygraphen aufgezeichnet. Details der Methodik sind bereits anderweitig publiziert worden und sollen nicht weiter erörtert werden (16), (17), (18).

Ein einzelner Test gliederte sich in 5 Phasen.
a) Nach Einführung der registrierenden Schläuche wurde eine Adaptionszeit von ½ Stunde gestattet.
b) Beobachtung der Ruheaktivität.

c) Registrierung der induzierten Aktivität nach Injektion von Luft oder Wasser und nach Dehnen eines Ballons im Rektum.

d) Prüfung der anorektalen und rektalen Reflexe.

e) Messung des rektalen Ruhedrucks und des anorektalen Druckprofils.

III. Resultate

A. Die Resultate *beim Normalen* sind nur soweit aufgeführt, als sie für den Vergleich zum Morbus Hirschsprung bedeutungsvoll erscheinen.

1. Ruheaktivität

TEMPLETON und LAWSON (19) haben die durch Druckveränderungen verursachten Wellenformen in drei Grundtypen eingeteilt. Entgegen dieser deskriptiven Charakterisierung erscheint uns die Unterscheidung in propulsive und nicht-propulsive (segmentale) Wellen bedeutungsvoller.

Während im Sigma in 15—20% der Beobachtungszeit eine segmentale Aktivität vorhanden ist, lassen sich Druckveränderungen im Rektum in 25—30% der Zeit feststellen. Sehr viel seltener können propulsive Wellen beobachtet werden, die sich mit einer Geschwindigkeit von 2,5—3 cm/sec vorwärts bewegen. Auf eine Propulsion mit Massenbewegung kann dann geschlossen werden, wenn sich nach Ablauf der Welle Luft, Flüssigkeit oder Stuhl aus dem Rektum entfernen läßt oder aber, wenn die anorektale Muskulatur zur Erhaltung der Kontinenz auf die propulsive Welle mit einem Druckanstieg reagiert.

2. Induktion von Wellen

Da spontane propulsive Wellen während einer Untersuchung nur spärlich auftreten, haben wir versucht, die Tätigkeit des Darmes nach Induktion von Wellen zu studieren. Dies gelingt nach Injektion von freier Luft oder Wasser ins Sigma und seltener auch durch Distension des Rektosigmoids mit einem kleinen Ballon (20—30 ml Luft).

Erreicht eine propulsive Welle mit Massenbewegung das tiefe Rektum, so lassen sich drei Erscheinungen konstatieren.

a) Zunächst erfolgt eine reflektorische oder aktive Kontraktion des Anorektalringes, der dem vorantreibenden Druckanstieg standhalten muß. Gleichzeitig wird diese Druckveränderung auf Höhe der Levatorschlinge als Stuhldranggefühl bewußt.

b) Bei der Passage der propulsiven Welle im hohen Rektum findet eine reflektorische Verminderung des anorektalen Ruhedruckes durch Relaxation des Sphinkter internus statt.

c) Die Massenzunahme im Rektum führt zu einer Adaptionsreaktion, die sich in einem steilen initialen Druckanstieg äußert. Dieser ist gefolgt von einer Serie von ständig abfallenden segmentalen Wellen. Binnen 1—3 Minuten ist der normale Ruhedruck wieder erreicht: Das Rektum hat sich an die neue Masse adaptiert.

3. Verhalten des Sphinkterkomplexes

Die Aufgabe der anorektalen Sphinkteren ist verschiedener Art:

a) Durch den Ruhetonus des Sphinkter externus, Sphinkter internus und des Musculus puborectalis wird eine Barriere von 20—25 mmHg geschaffen, die in Ruhe und beim Eintreffen kleinerer Wellen die Kontinenz aufrechterhält.

b) Größere Wellen bewirken eine reflektorische, unbewußte oder aber eine aktive, bewußte Kontraktion des Musculus puborectalis und des Sphinkter externus.

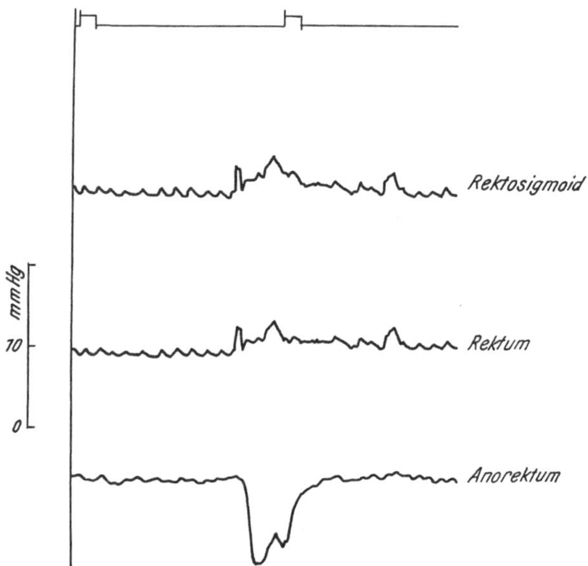

Abb. 1. Nach rektaler Distension und Deflation wird beim Normalen eine reflektorische Relaxation der Sphinkter internus ausgelöst. (Zeitlicher Ablauf in Minuten am Kopf der Kurve; relative Druckwerte am linken Bildrand)

c) Durch rektale Distension oder Passage einer propulsiven Welle durch das hohe Rektum kann eine reflektorische Relaxation des Sphinkter internus eintreten. Diese Reaktion stellt durch ihre Verminderung des anorektalen Ruhedruckes um 10—15 mmHg eigentlich eine Vorbereitung für eine spätere Defäkation dar (Abb. 1).

Sind die Umstände dazu gegeben, kann beim Eintreffen einer neuen Masse im tiefen Rektum die willkürliche Muskulatur geöffnet und die Defäkation ermöglicht werden.

B. Befunde beim Morbus Hirschsprung

1. Präoperativ

25 Patienten wurden im Alter von 3 Monaten bis 4 Jahren untersucht, die wegen Verdachts auf kongenitales Megakolon hospitalisiert wurden. In allen Fällen bestand eine Anamnese mit schwerer Obstipation, die gleich nach der

Geburt oder wenige Wochen nachher manifest wurde. Eine Stuhlentleerung war nur durch intermittierende Einläufe zu bewirken. Bei 2 Kindern war die Diagnose infolge chronischer Diarrhoe, eines aufgetriebenen Abdomens und eines schweren physischen Entwicklungsrückstandes vermutet worden.

Es war uns möglich, durch manometrische Untersuchungen die Diagnose eines Morbus Hirschsprung bei 15 Patienten eindeutig auszuschließen. Neunmal war die Motilitätsstudie für kongenitales Megakolon typisch. Bei einer Patientin

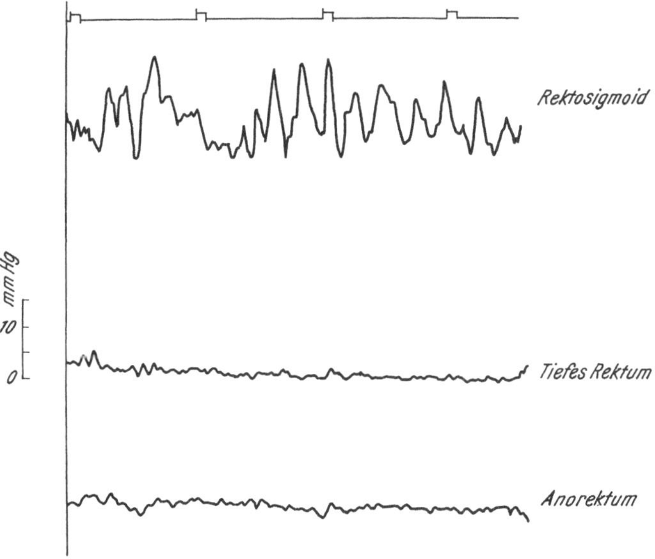

Abb. 2. Morbus Hirschsprung: Im Sigmoid besteht eine Hyperaktivität in Ruhe. Im tiefen Rektum ist eine schwere Hypoaktivität vorhanden. Keine Überleitung propulsiver Wellen

mit Enterokolitis waren die Befunde nicht eindeutig, obwohl in einer späteren bioptischen Untersuchung eine Aganglionose gefunden werden konnte.

a) Ausschluß der Diagnose eines kongenitalen Megakolons. Das Vorliegen eines aganglionären Megakolons ließ sich bei 15 Patienten mit klinischem Verdacht manometrisch ausschließen. In Ruhe herrschte meist eine segmentale Aktivität vor, die sich im Sigma und Rektum nicht gleichzeitig und mit verschiedener Aktivität abspielte. Da alle Patienten jedoch an chronischer Obstipation litten, war sehr oft eine rektale Hyperperistaltik vorhanden. Sämtliche Patienten zeigten nach Induktion von Wellen durch Injektion von 1—4 ml Wasser oder 10 ml Luft ins Sigma eine normale Häufigkeit von propulsiven Wellen, die sich mit einer Geschwindigkeit von 2,5—3 cm/sec analwärts bewegten. Das Wellenbild wurde während des Durchlaufs durch das Rektum sehr oft im Sinne einer Amplitudenzunahme verändert. Eine Massenbeförderung ins Rektum war stets von einer typischen Adaptionsreaktion gefolgt. Die Prüfung des

Sphinkter internus-Reflexes nach rektaler Distension durch einen Ballon oder durch Injektion von Luft war bei diesen Patienten regelmäßig von einer deutlichen Relaxation gefolgt.

Mit Ausnahme der einer chronischen Obstipation eigenen Hyperperistaltik des Sigmas unterschieden sich daher diese Patienten nicht von normalen Kindern. Rektalbiopsien bestätigen in all diesen Fällen das Vorliegen von Ganglienzellen.

b) Ganz anders verhielten sich die 9 Patienten, bei denen wir zur Diagnose eines Megacolon congenitum gelangten. Die Diagnose war später auch bei diesen bioptisch gesichert worden. Auffallenderweise verhielt sich das aganglionäre Segment in keinem Fall adynamisch, wenn auch im gesamten gesehen die Aktivität erheblich vermindert war (Abb. 2). In Ruhe kamen sporadische und in allen Segmenten beinahe gleichförmige Kontraktionen vor. Durch Injektion von wenig Luft oder Wasser ließ sich deren Häufigkeit steigern, ohne daß sich eine propulsive Aktivität einstellte. Die Amplitudengröße war durchschnittlich kleiner als sie bei normalen propulsiven Wellen gesehen wird (5—15 mm Hg). Bei keinem dieser Patienten fanden wir den Ruhedruck im Rektum erhöht und während des Ablaufs von Kontraktionen war gelegentlich nur ein vorübergehender Anstieg des Basaldruckes zu verzeichnen gewesen. Wurde eine propulsive Welle im proximalen Segment induziert, so konnte diese nicht in den aganglionären Bezirk weiterverfolgt werden. Durch die Bestimmung ihres Verschwindens konnten wir in 2 Fällen die Übergangszone genau festlegen. Die Gegenwart von Luft oder Wasser im aganglionären Segment rief unmittelbar einen Stuhldrang hervor, ohne daß es im distalen Rektum zu einer Adaptationsreaktion kam. Der Mechanismus der Defäkation selbst und die sensible Innervation waren niemals gestört. Für die Intaktheit eines normalen Defäkationsreflexes darf auch die folgende Beobachtung sprechen: Bei 2 Patienten mit klinisch gesichertem Morbus Hirschsprung, die bereits mit einer terminalen Sigmoidostomie behandelt wurden, bewirkte die Stimulation des Anorektalringes eine Defäkation durch die Kolostomie, während in der verschlossenen Rektaltasche keine Druckveränderungen auftraten. Bei vier Patienten war es möglich, durch Rektumdistension eine Kontraktion des Sphinkter internus zu bewirken (Abb. 3). 5 Patienten fielen nur dadurch auf, daß bei ihnen kein Erschlaffungsreflex nachzuweisen war.

c) Nur in einem Falle mit später bioptisch gesichertem Megakolon waren wir nicht in der Lage die Diagnose zu stellen. Hier hatte offenbar die mehrere Monate dauernde Enterokolitis das typische Bild verwischt. Zwar war eine eindeutig multisegmentale und verminderte Ruhe-Aktivität vorherrschend, doch ließ sich durch Induktion von Wellen eine Propagation verfolgen. Das proximale, oedematöse, jedoch wenig erweiterte Segment unterschied sich manometrisch nicht vom rektalen Segment und zeigte dieselbe verminderte Aktivität. Eine reflektorische Erschlaffung des Sphinkter internus ließ sich auch bei diesem Kinde nicht auslösen.

Zusammenfassend läßt sich das kongenitale Megakolon aufgrund manometrischer Untersuchungen wie folgt charakterisieren:

Der Basaldruck im aganglionären Segment ist normal und übersteigt den Ruhedruck des gesunden Kolons nicht (5—10 mm Hg).

Das aganglionäre Segment zeigt verminderte, jedoch spontane Aktivität.

Die Ruheaktivität besteht vorwiegend in multisegmentalen Kontraktionen (mass contractions).

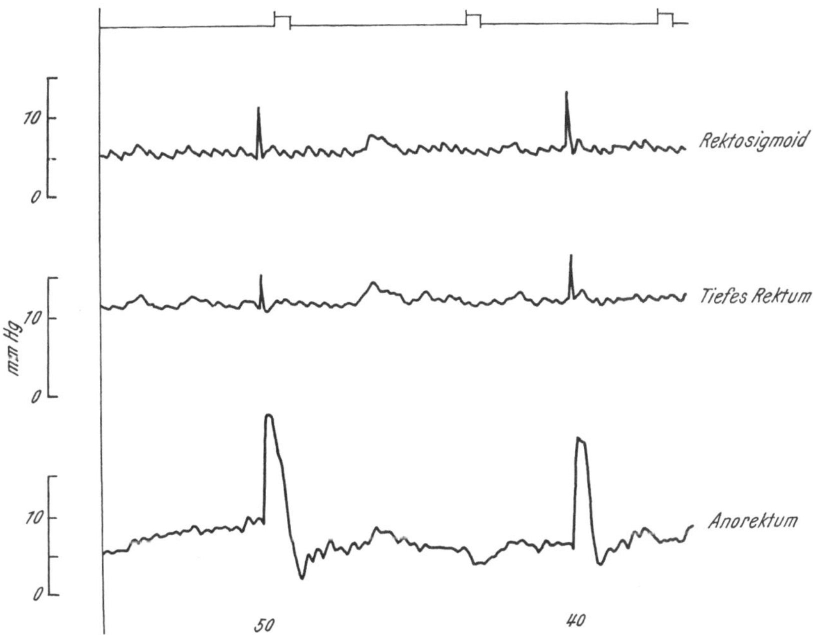

Abb. 3. Beim Morbus Hirschsprung fehlt die reflektorische Relaxation des Sphinkter internus. In einigen Fällen tritt eine spastische Kontraktion ein. (Die Zahlenwerte zeigen die Füllung des distendierenden Ballons an)

Das Wellenbild nach Stimulierung ist in allen Segmenten fast gleichartig und erfährt keine Modifikation.

Eine propulsive Aktivität ist im aganglionären Segment nur ganz selten nachzuweisen.

Propulsive Wellen vom proximalen Segment werden als solche nicht übergeleitet.

Eine Adaptationsreaktion des Rektums auf Massenzunahme ist kaum vorhanden.

Nach Distension des Rektums kann eine Kontraktion des Sphinkter internus oder eine fehlende Relaxation registriert werden.

Das Verhalten der willkürlichen Rektalmuskulatur ist normal.

Die anorektale Sensibilität ist normal.

Der Defäkationsablauf ist auf normale Weise möglich, sobald Stuhl ins Rektum übergetreten ist.

2. *Befunde nach operativer Korrektur eines kongenitalen Megakolons*

Bei der Beurteilung von 49 Patienten nach erfolgter Durchzugsoperation interessierte besonders, inwieweit sich die Ruheaktivität verändert und sich eine

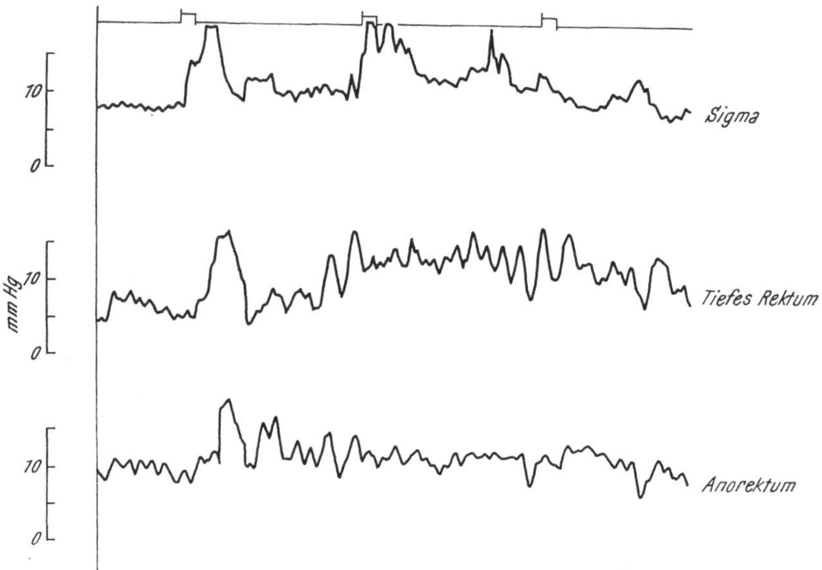

Abb. 4. Normale segmentale und propulsive Aktivität von Rektosigmoid und Rektum nach Operation von Swenson

propulsive Aktivität eingestellt hatte. Gleichzeitig wurde auch das Verhalten des Sphinkter internus und der Ablauf der Defäkation studiert. Zudem sollte untersucht werden, ob sich die Resultate nach den verschiedenen Operationsverfahren (Swenson, Duhamel, Soave) klinisch, röntgenologisch und manometrisch unterscheiden.

Die Ergebnisse nach den verschiedenen Operationsverfahren seien daher gesondert besprochen.

a) Manometrische Befunde nach der Durchzugsoperation von Swenson.

Von 18 Patienten, die im Alter von 2—20 Jahren studiert wurden, ließen sich 14 Kurven verwerten. Die Zeitspanne seit der Operation lag zwischen 1 und 15 Jahren.

aa) Von diesen verhielten sich 9 ziemlich gleichartig. Sie waren klinisch beschwerdefrei, hatten geformten Stuhl, der täglich in 2—3 Sitzungen entleert wurde. Die Kontinenz war vollständig. Bei der Rektaluntersuchung war eine dehnungsfähige ringförmige Anastomosennarbe zu palpieren.

Manometrisch bestand ein normaler Ruhedruck von durchschnittlich 30 mmHg im Anorektum. Die Ruheaktivität zeigte normale segmentale Aktivität, und durch Induktion wurden propulsive Wellen von normaler Größe und Bewegungsgeschwindigkeit registriert (Abb. 4). Eine normale Kontinenzreaktion und das Stuhldranggefühl bewiesen die Intaktheit der sensiblen und motorischen Innervation. Während die Sphinkter internus-Reaktion bei 5 Fällen stumm blieb, konnten wir bei 3 Patienten eine deutliche Relaxation erzeugen.

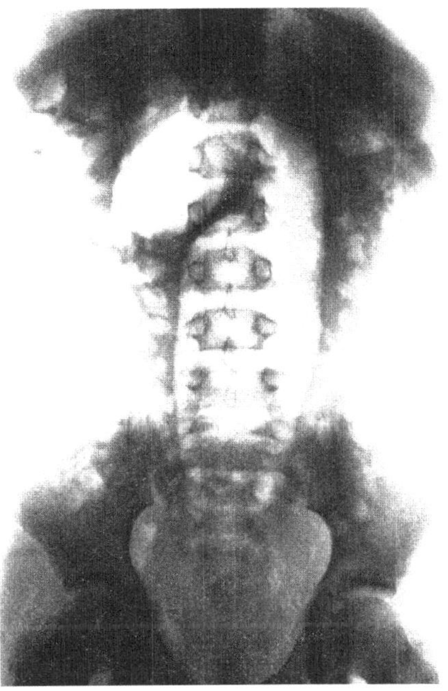

Abb. 5. Überdehnung des Colon descendens nach Durchzugsoperation von Swenson führt zu Enterocolitis und schwerer Flatulenz (Vgl. Text)

bb) 4 Patienten unterschieden sich klinisch durch intermittierendes Stuhlschmieren und Obstipation. Die bereits von Davidson (13) beschriebene paradoxe Hyperaktivität im Sigma bei chronisch Obstipierten war nur bei 2 Patienten zu sehen, während die übrigen eine Hypoaktivität aufwiesen.
Das Bestehen einer propulsiven Aktivität ließ jedoch eine Hirschsprung'sche Krankheit ausschließen. Die Kontinenz und Adaptationsreaktion, sowie die Defäkation waren normal. Der Sphinkter internus verhielt sich auf rektale Distension stumm.
cc) Ein Patient verdient spezielle Beachtung. Die aganglionäre Übergangszone hatte hier im Colon descendens gelegen. Daher mußte die Flexura lienalis bei der Durchzugsoperation abgelöst werden. Mehrere Episoden von Enterokolitis folgten bis zum Alter von 13 Jahren. Die Hauptbeschwerde bestand jedoch in einer schweren Flatulenz, die den Patienten in der Schule fast unerträglich machte. Manometrisch war eine schwere Hypomotilität und verminderte Stimulierbarkeit des Darmes festzustellen. Der Sphinkter internus verhielt sich stumm, der anorektale Ruhedruck war erhöht.
Eine Erklärung für dieses eigenartige Verhalten brachte das Röntgenbild (Abb. 5). Das erweiterte Kolon verlief von der Leberflexur senkrecht inskleine Becken.

Mangels ungenügender Kontraktilität kam es offenbar in diesem Darmanteil zu Stagnation des Stuhles und weiterer Zersetzung, was schließlich zu periodischer schwerer Flatulenz und gelegentlich sogar zu Enterocolitis Anlaß gab.

Zusammenfassend ergibt sich, daß 9 von 14 untersuchten Patienten nach der Operation von Swenson eine völlige Normalisierung der Darmträgheit erreicht hatten. Eine verminderte Stimulierbarkeit des Darmes bei erhaltener propulsiver Fähigkeit legte bei 4 Patienten die Diagnose einer chronisch idiopathischen Obstipation nahe. Ein Patient litt verschiedentlich an Enterokolitisschüben und schwerer Flatulenz. Die Überdehnung des Kolons und ein „spastischer" Sphinkter können für die klinischen Symptome verantwortlich sein.

b) Befunde nach der Operation von Soave.

Wir hatten die Gelegenheit, bei 10 Patienten, die nach Soave's Technik operiert worden waren, 12 Motilitätsstudien durchzuführen. Ihr Alter lag zwischen $1\frac{1}{2}$ und 7 Jahren und die Zeit seit der Operation zwischen $\frac{1}{2}$ und $3\frac{1}{2}$ Jahren. Bei 6 Patienten war postoperativ eine prolongierte Dehnungsbehandlung notwendig gewesen. Die Stuhlentleerung erfolgte in 1 bis 3 Sitzungen täglich. 5 Patienten besaßen eine normale Kontinenz, während 3 an Obstipation litten. 2 Patienten waren noch nicht völlig stuhltrainiert.

Palpatorisch ließ sich bei allen Fällen der rektale Muskelmantel austasten. Röntgeologisch waren keine Besonderheiten aufgefallen.

Manometrische Befunde

In Ruhe haben alle Patienten eine normale sigmoidale Aktivität, während jedoch die rektale Tätigkeit bei 4 Patienten stark vermindert war und auch auf Stimulation hin nur eine geringe Kontraktilität auftrat. Dafür konnte die Enge des Rektalschlauches verantwortlich gemacht werden. Die Kontinenzreaktion nach Induktion propulsiver Wellen bewies die Intaktheit der sensomotorischen und reflektorischen Stuhlkontrolle. Hingegen war die Adaptationsfähigkeit des Rektums auf eine zunehmende Stuhlmasse hin bei 3 Fällen noch ungenügend. Der Grund mag darin liegen, daß das Rektum infolge der Schrumpfung des rektalen Muskelmantels nicht zur völligen Entfaltung gelangte oder aber, daß dieser nicht immer funktionslos wird und noch die für den Morbus Hirschsprung typische „mass contraction" bewirken kann.

Das Verhalten des Sphinkter internus während des Ablaufes einer propulsiven Welle oder nach Dehnung des Rektums war immer pathologisch. Während bei 8 Patienten eine Reflexantwort fehlte, trat zweimal eine Kontraktion des Sphinkter internus ein.

Zusammenfassend läßt sich nach der Operation von Soave feststellen, daß die sensomotorische und reflektorische Innervation intakt bleibt. Eine Stuhlbeförderung durch propulsive Wellen war in allen Fällen ermöglicht. Der Sphinkter internus verhielt sich weiterhin pathologisch. Das Hauptproblem besteht bei dieser Operation darin, daß der erhaltene muskuläre, aganglionäre Schlauch nicht in allen Fällen defunktionalisiert wird, sondern durch Schrumpfung das Rektum engstellt. Damit wird die Adaptionsreaktion des Rektums auf Massenzunahme hin erschwert und ein normaler Defäkationsablauf gefährdet. Durch fortgesetzte und energische Dilatationsbehandlung läßt sich diese Komplikation weitgehend beheben.

c) Befunde nach der Operation von Duhamel.

Wir haben eine Motilitätsstudie bei 22 Patienten (Alter $2^7/_{12}$ bis 20 Jahre) durchgeführt, deren Operation 3 Monate bis 7 Jahre zurücklag. 19 Kurven konnten einer näheren Betrachtung unterzogen werden.

Kein Patient hatte schwerwiegende Komplikationen im Zusammenhang mit der Operation. Vom Standpunkt der manometrischen Untersuchung her ist es geeignet, die Patienten in drei verschiedene Kategorien zu unterteilen.

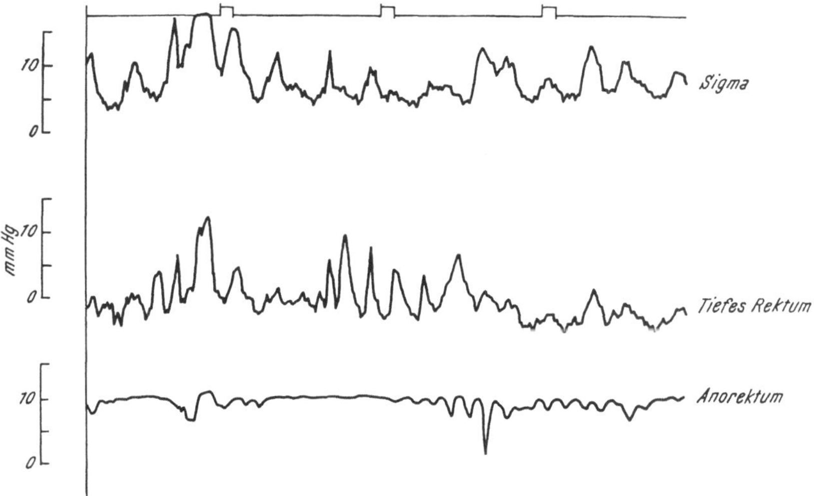

Abb. 6. Normalisierung von Propulsion und Segmentaktivität nach Operation
von Duhamel

aa) 14 Patienten entwickelten sich nach der Operation normal. Stuhl von normaler Konsistenz wurde 1—3 mal pro Tag entleert. Die Rektaluntersuchung wies stets eine weite Anastomose nach. Die rektale Tasche wurde in drei Fällen als sehr groß und verantwortlich für die periodische Entleerung einer harten Stuhlmasse betrachtet.

Bei der manometrischen Untersuchung bestand eine normale segmentale Tätigkeit des Sigmoids (Abb. 6). Durch Induktion konnten regelmäßig propulsive Wellen erzielt werden.

Am Anastomosenbereich selbst wurde zeitweilig eine verminderte Höhe der Amplitude, niemals aber ein Unterbruch der Druckwelle ins Rektum gesehen. Stets trat eine Kontinenzreaktion des Anorektums und ein Stuhldranggefühl auf. Bei der Prüfung des Sphinkter internus-Reflexes zeigten 9 Patienten keine Antwort; ein Patient reagierte mit einer normalen Erschlaffung, während dreimal noch immer eine Kontraktion vorhanden war.

Bei allen Patienten wurde die rektale Tasche einer speziellen manometrischen Untersuchung unterzogen. Bei 10 Patienten war diese Tasche klein und die propulsive Welle konnte als identische Druckwelle im ganzen Bereich der Tasche gemessen werden. Bei 3 Patienten, die über eine periodische Entleerung einer Masse harten Stuhles geklagt hatten, fanden wir eine vollständige Inaktivität der Rektaltasche

(Abb. 7). Auch nach Füllung derselben mit 150—300 ml Luft oder Flüssigkeit fanden wir keine Kontraktionswellen.

bb) Eine zweite Gruppe umfaßt 3 Patienten, deren vorwiegende klinische Beschwerde eine chronische Obstipation war. Allen gemeinsam war die deutliche Hypoaktivität in Ruhe. Auf Stimulation hin trat aber hier noch eine multisegmentale Aktivität auf. Der Sphinkter internus-Reflex war durchwegs pathologisch.

Obwohl an der Anastomosenstelle Ganglienzellen histologisch nachgewiesen wurden, spricht dieser Befund für das Vorliegen einer Hypoganglionose im erhaltenen Sigmaanteil.

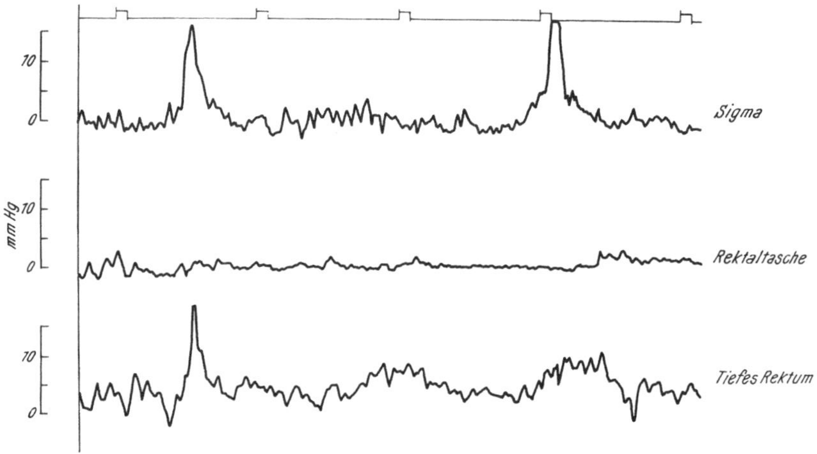

Abb. 7. Normale Tätigkeit des Sigmas und tiefen Rektums nach Operation von Duhamel. In der übergroßen Rektaltasche fehlt jegliche Kontraktilität. Keine Teilnahme am Ablauf propulsiver Wellen

cc) In einer dritten Gruppe seien 2 Patienten mit einer schwersten geistigen Retardierung diskutiert. Bei beiden mußte der Stuhl mit einem Darmrohr ausgewaschen werden, da offenbar eine spontane Entleerung nicht möglich oder wegen ständigen Schmierens nicht erwünscht war. Die manometrische Untersuchung zeigte eine schwere Hypomotilität in Ruhe und spastische Riesenwellen, sobald Wasser oder Luft ins Sigma eingegeben wurde. Statt einer Kontinenzreaktion trat hier eine Reflexdefäkation ein. Der Sphinker internus-Reflex verhielt sich pathologisch.

Für die Pflege beider Patienten wurde durch die Operation kein Dienst geleistet. Beide wären mit einer permanenten Kolostomie besser daran.

Zusammenfassung: Nach der Operation von Duhamel konnte die Stuhlentleerung bei 11 von 19 untersuchten Patienten normalisiert werden. Die übergroße und kontraktionslose Rektaltasche war bei 3 Kindern schuld an einer periodischen Massenentleerung von Stuhl. Stuhlverhalten und der Nachweis multisegmentaler Wellen im Sigmoid legen den Verdacht auf eine Hypoganglionose des erhaltenen Kolons nahe. 2 Kinder mit Imbezillität erreichten durch die Operation keine geregelte Stuhlentleerung.

IV. Diskussion

A. Nur wenige Motilitätsstudien sind bisher beim kongenitalen Megakolon durchgeführt worden. Die Untersuchung induzierter Wellen beim Normalen hat eine Anzahl wichtiger Erkenntnisse gebracht.

1. Eine propulsive Welle bewegt sich mit einer Geschwindigkeit von 2,5—3 cm/sec fort und kann mit oder ohne Massenbeförderung einhergehen.

2. Eine Propulsion bewirkt im Anorektum zunächst eine reflektorische Erschlaffung des Sphinkter internus, die zum Ziele hat, den anorektalen Widerstand zu senken. Sie ist gefolgt von einer Kontraktion der willkürlichen Puborektalis- und Sphinkter externus-Muskulatur *(Kontinenzreaktion)*.

3. Die Volumenzunahme im tiefen Rektum führt zu einer charakteristischen *Anpassungsreaktion*.

B. Die klassischen Ansichten über die Darmfunktion beim kongenitalen Megakolon müssen für drei Segmente gesondert besprochen werden.

1. *Das proximale dilatierte Segment.*
Längerdauernde Stase einer zunehmenden Stuhlmenge und die Wirkung einer ununterbrochenen peristaltischen Aktivität führen zu Dilatation und Darmwandhypertrophie. Manometrisch besteht hier eine Hyperaktivität bei erhaltener propulsiver Tätigkeit.

2. *Das distale aganglionäre Segment* beginnt abrupt an einer trichterförmigen Übergangszone und weist normale oder verminderte Wanddicke auf. Eine propulsive Aktivität kommt hier zum Erliegen.

3. *Im aganglionären Rektum* fehlen propulsive Wellen und die Gesamtaktivität ist vermindert oder durch einzelne „mass contractions" repräsentiert. Die von Denny-Browne und Robertson (20) beschriebene reflektorische Relaxation des Sphinkter internus nach Rektumdistension kann beim Megacolon pathologisch im Sinne einer „spastischen" Kontraktion auffallen. In vielen Fällen ist jedoch nur eine fehlende Relaxation nachzuweisen.

Wenn auch die Manometrie für die positive Diagnosestellung eines Morbus Hirschsprung nicht absolut verläßlich ist, so ist sie doch dann wertvoll, wenn eine Verdachtsdiagnose bestätigt oder ausgeschlossen werden soll. Eine unterschiedliche segmentale Ruheaktivität, die Gegenwart propulsiver Wellen, eine normale Adaptationsreaktion des Rektums und eine reflektorische Erschlaffung des Sphinkter internus machen ein kongenitales Megakolon unwahrscheinlich.

C. Wenige funktionelle Untersuchungen über das Verhalten von Kolon und Rektum sind nach Durchzugsoperationen beschrieben worden. Diese Resultate demonstrieten meist das normale peristaltische Verhalten nach der Operation im Vergleich zum präoperativen Bild. Schuster (15) konnte den pathologischen Sphinkter internus-Reflex postoperativ nicht mehr nachweisen.

D. Im Vergleich der Resultate nach den Operationsverfahren von Swenson,

Soave und Duhamel darf festgestellt werden, daß sämtliche Methoden in der Lage sind, eine normale Stuhlentleerung und eine definitive Heilung herbeizuführen. Nach allen drei Techniken erscheint eine normale segmental unterschiedliche Aktivität in Ruhe und eine propulsive Tätigkeit. Innert wenigen Monaten kann das neue Rektum eine Adaptationsreaktion zeigen. Nur fünfmal ist postoperativ eine Erschlaffung des Sphinkter internus eingetreten, während der Reflex bei 9 Patienten noch pathologisch kontrahierend war und bei den übrigen Fällen eine Reflexantwort ausblieb. Das stumme Verhalten des Sphinkter internus nach der Operation läßt annehmen, daß die Reflexbahn durch die Rektumresektion unterbrochen wurde. Die normale Erschlaffungsreaktion bei 5 Patienten könnte durch das Einwachsen neutraler Elemente durch die Anastomose erklärt werden.

E. Diese Studien haben auch auf Gefahren aufmerksam gemacht, die den einzelnen operativen Verfahren anhaften.

1. Bei der Swensonschen Methode besteht die Forderung, die Anastomose so nahe am Anorektalring als möglich anzulegen, damit die propulsive Welle den Anorektaltring erreichen kann. Nur unter diesen Umständen ist ein Stuhldranggefühl und ein normaler Defäkationsablauf möglich. Hohe Anastomosen ziehen die Gefahr unkontrollierbarer Rückstauung von Stuhl, eines sekundären Megakolons, ev. einer Überlaufsinkontinenz und einer Enterokolitis mit sich.

2. Gleichartig liegt das Problem bei der Soave-Operation. Wegen der natürlichen Schrumpfungstendenz des erhaltenen muskulären Rektalschlauches besteht die Gefahr einer hohen Rektalstenose. Nach dieser Methode sind prolongierte Dehnungsbehandlung unbedingtes Erfordernis. Dies trifft besonders zu, wenn das durchzogene Kolon für Wochen wegen einer Kolostomie unbenutzt bleibt.

3. Nach der Methode von Duhamel konnten wir wiederholt feststellen, daß die belassene Rektaltasche am peristaltischen Ablauf nicht teilnimmt. Die zunehmende Anhäufung von Stuhl weitet die Tasche aus und kann nur mehr unter Schwierigkeiten entleert werden. Für eine gute Funktion ist erforderlich, diese Tasche so klein als möglich zu gestalten. Aus diesem Grunde sollten die Modifikation von Martin (20) oder ähnliche Verfahren angewendet werden.

4. Der „spastische Sphinkter".
Unter normalen Verhältnissen zeigt der Sphinkter internus eine reflektorische Erschlaffung, sobald eine propulsive Welle das hohe Rektum erreicht. Dadurch wird die anorektale Resistenz um durchschnittlich 10—15 mm Hg gesenkt. Nach einer Durchzugsoperation kann der Sphinkter internus weiterhin pathologisch mit einer Kontraktion reagieren. Die Defäkation wird dadurch erheblich erschwert oder gar verunmöglicht. Bei diesen Fällen ist es angezeigt, den Sphinkter internus durch langzeitige Dehnungsbehandlung oder durch partielle Exzision zu inaktivieren.

Herrn Prof. W. K. Sieber, MD., Children's Hospital, University of Pittburgh (USA) und Herrn Prof. M. Bettex, Direktor der Kinderchirurgischen Universitäts-Klinik, Bern, bin ich für die Überlassung ihrer Patienten zum Studium dankbar.

Literatur

1. Swenson, O., and A. H. Bill, Jr.: Resection of rectum and rectosigmoid with preservation of the sphincter for benign spastic lesion producing megacolon. Surgery **24**, 212 (1948).
2. State, D.: Physiologic operation for idopathic congenital megacolon. JAMA **149**, 350 (1952).
3. Rehbein, F., und H. H. Wernicke: Erfahrungen bei der Operation der Hirschsprungschen Krankheit. Bruns' Beitr. klin. Chir. **191**, 18 (1955).
4. Duhamel, B.: In „Technique de Chirurgie infantile", Paris, 1957, pag. 191.
5. Soave, F.: Hirschsprung's disease: A new surgical technique. Arch. Dis. Child **39**, 116 (1964).
6. Bodian, M., F. D. Stephens, and B. C. H. Ward: Hirschsprung's disease and idiopathic megacolon. Lancet **1**, 6 (1949).
7. Wright, P. G., and J. J. Shepherd: Response to drugs of isolated human colonic muscle. Lancet **1**, 1161 (1965).
8. Ehrenpreis, P.: Some newer aspects on Hirschsprung's disease. J. Ped. Surg. **I**, 329 (1966).
9. Kamijo, K., R. B. Hiatt, and G. B. Koelle: Congenital megacolon: A comparison of the spastic and hypertrophied segments with respect to cholinesterase activity and sensitivities to acetylcholine, DFP and the barium ion. Gastroenterology **24**, 173 (1953).
10. Meier-Ruge, W.: Zur Pathologie des aganglionären Segments. Pädiat. u. Pädol. (Im Druck).
11. Swenson, O., H. F. Rheinlander, and I. Diamond: Hirschsprung's disease: A new concept of the etiology. New Engl. J. Med. **241**, 551 (1949).
12. Hiatt, R. B.: The pathologic physiology of congenital megacolon. Ann. Surg. **133**, 313 (1951).
13. Davidson, M., M. Sleisinger, H. Steinberg, and T. P. Almy: Studies of distal colonic motility in children. III The pathologic physiology of congenital megacolon. Gastroenterology **29**, 803 (1955).
14. Davidson, M., and C. H. Bauer: IV. Achalasia of the distal rectal segment despite presence of ganglia in the myenteric plexuses of this area. Peadiatrics **19**, 746 (1958).
15. Schuster, M. M., P. Hookman, T. R. Hendrix, and A. I. Mendeloff: Simultaneous manometric recording of internal and external anal sphincteric reflexes. Bull. Johns Hopkins Hosp. **116**, 79 (1965).
16. Schaerli, A. F., and W. B. Kiesewetter: Imperforate anus: Anorectosigmoid pressure studies as a quantitative evaluation of postoperative continence. J. Ped. Surg **4**, 694 (1969).
17. Schaerli, A. F.: Defecation and Continence: Some new concepts. Dis. Colon Rectum **13**, 81 (1970).
18. Schaerli, A. F.: Die angeborenen Mißbildungen des Rektum und Anus. Diagnose, Physiologie, Therapie. Bern und Stuttgart: H. Huber, 1971.
19. Templeton, R. D., and H. Lawson: Studies in the motor activity of large intestine. Am. J. Physiol **96**, 667 (1931).
20. Denny-Browne, D., and E. G. Robertson: An investigation of the nervous control of defecation. Brain **57**, 256 (1934).
21. Martin, L. W., and W. A. Altemeier: Clinical Experience with a new operation for Hirschsprung's disease. Ann. Surg. **156**, 678 (1962).

Anschrift des Verfassers: Priv.-Doz. Dr. Alois F. Schärli, Kinderspital Luzern, CH-6000 Luzern, Schweiz.

Zur Bedeutung der rectalen Saugbiopsie beim aganglionären Segment

Von

R. Morger

Chirurgische Abteilung des Ostschweizerischen Säuglings- und Kinderspitals
St. Gallen, Schweiz
(Chefarzt Dr. R. Morger)

Mit 4 Abbildungen

Zusammenfassung

Auf Grund einer 4jährigen Erfahrung darf gesagt werden, daß durch eine einfache und gefahrlose Untersuchungsmethode, nämlich durch die Saugbiopsie nach Dobbins mit histochemischer Untersuchung der Acetylcholinesteraseaktivität des parasympathischen Gewebes, die Diagnose eines Morbus Hirschsprung gesichert werden kann. Die Histochemie des Dickdarmes stellt eine wertvolle Ergänzung zu den bisher üblichen Untersuchungsmethoden dar und ermöglicht bei unklaren Fällen praeoperativ eine genaue Abgrenzung der chirurgischen Intervention. Dank der Histochemie ist es uns auch gelungen, das Syndrom der *„Hyperplastischen neuronalen Dysplasie des Colons"* gegenüber dem Morbus Hirschsprung abzugrenzen, wobei zu erwähnen ist, daß die Therapie die gleiche bleibt.

Summary

The Importance of Rectal Aspiration Biopsy for the Aganglionary Segment

A simple and entirely safe method of examination, the aspiration biopsy of Dobbins with histochemical examination of the acetylcholineesterase activity of the parasympathetic tissue, has proved highly valuable in securing the diagnosis of Hirschsprung's disease over four years of experience. The histochemistry of the colon presents a valuable addition to traditional methods of examination and allows precise demarcation of surgical intervention before the operation in uncertain cases. Histochemistry has also put us in a position to differentiate between the syndrome of hyperplastic neuronal dysplasia of the colon and Hirschsprung's disease. The therapy, however, remains the same.

1. Definition

Der Morbus Hirschsprung ist eine Aplasie des intramuralen Parasympathicus im Bereiche des spastischen Dickdarmsegmentes. Als Folge davon kommt es oberhalb des engen Segmentes zum Megacolon und beim Schließmechanismus zur Sphinkterachalasie (Rehbein) (Abb. 1).

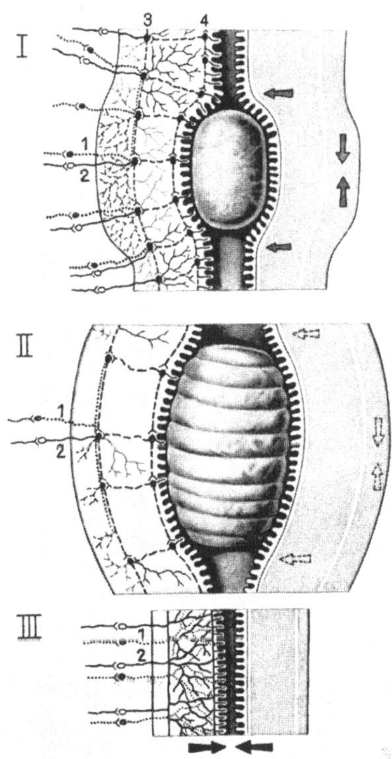

Abb. 1. Schematische Darstellung der Innervation von Rectum und Colon sigmoideum (I), hypoganglionärem Megacolon (II) und aganglionärem engen Segment bei Morbus Hirschsprung (III). Die Hyperaktivität der extramuralen parasympathischen (2 ——) und sympathischen (1 ....) Innervation im aganglionären Segment (III), die durch die gesteigerte Acetylcholinausschüttung, Catecholaminfreisetzung und Acetylcholinesterase-Aktivität charakterisiert ist, ist durch eine gröbere Zeichnung dieser Nervenstruktur dargestellt. Die Hypoganglionose (II) ist im Gegensatz zum normalen Colon (I) durch einen verringerten Gehalt neuronaler Elemente ausgezeichnet. Plexus myentericus (3) und Plexus submucosus (4)

2. Zur Diagnose

Diese kann auf drei sich ergänzenden Wegen erreicht werden.

2.1. Anamnese und rektale Untersuchung. Das häufigste Symptom ist eine Obstipation seit Geburt. Sie führt zu einem aufgetriebenen Abdomen. Bei der rektalen Untersuchung tastet man den engen Sphinkterkanal und meistens ist das Rektum leer.

2.2. Röntgenuntersuchung. Das Abdomenleerbild zeigt in der Neugeborenenperiode eine deutliche Erweiterung des Dickdarmes, häufig bestehen Flüssigkeitsspiegel. Bei einem Kontrastmitteleinlauf läßt sich beim älteren Säugling und Kind das enge Segment in der Seitenaufnahme fast immer nachweisen, während diese Untersuchung beim Neugeborenen oft keine typischen Ergebnisse zeigt.

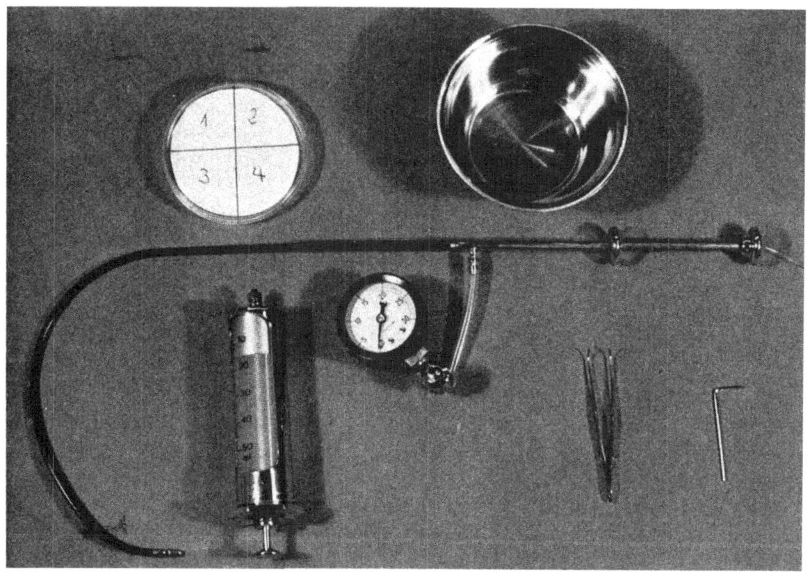

Abb. 2. Saugbiopsiesonde nach Dobbins mit Instrumentarium für Biopsieentnahme

2.3. Biopsie. Die gefahrlose Gewebsentnahme mittels der Saugbiopsie nach Dobbins ermöglicht es, die histochemische Bestimmung der Acetylcholinesteraseaktivität des parasympathischen Gewebes in die klinische Diagnostik einzufügen.

Mit Hilfe der Anamnese, der klinischen und röntgenologischen Untersuchung läßt sich die Diagnose eines Morbus Hirschsprung mit großer Wahrscheinlichkeit stellen. Dank der neueren pathogenetischen Kenntnisse, die mit Hilfe der Histochemie verifiziert werden, kann die Diagnose gesichert werden. Die Saugbiopsiesonde nach Dobbins läßt sich ohne Narkose gefahrlos beliebig weit in den Dickdarm hinaufschieben (Abb. 2). Dabei soll ihre Lage mit dem Bildwandler kontrolliert werden. In dem so gewonnenen Material bestimmt man die gesteigerte Acetylcholinesteraseaktivität. Es kann somit auf die bisher recht tiefgreifende Biopsie von Schleimhaut und Darmwand oder Ring- und Längsmuskulatur mit Plexus myentericus verzichtet werden, die häufig unsichere Ergebnisse erbrachte. Es fallen auch die Perforationen, die bei der Biopsieentnahme mit den üblichen Stanzen vorgekommen sind, fort. Die hier besonders herausgestellte Methode der Saugbiopsie zur histochemischen Gewebsuntersuchung ermöglicht eine sichere Diagnosestellung des Morbus Hirschsprung. Wir sehen daher diese Untersuchung bei der Differetialdiagnose des Megacolons als entscheidend an.

3. Kasuistik

Von 1966 bis 1970 haben wir 19 Kinder mit Morbus Hirschsprung operativ geheilt. Alle Patienten wurden nach der Methode von REHBEIN operiert. Im gleichen Zeitabschnitt wurden 60 Kinder mit der Diagnose „Megacolon" ins Kinderspital eingewiesen. Von diesen 60 Fällen konnte 19mal durch die Saugbiopsieuntersuchung ein Morbus Hirschsprung verifiziert werden, während 41mal ein normaler histochemischer Befund erhoben wurde.

Anhand von zwei Fällen möchte ich näher auf die Bedeutung der histochemischen Untersuchung für die operative Behandlung eingehen.

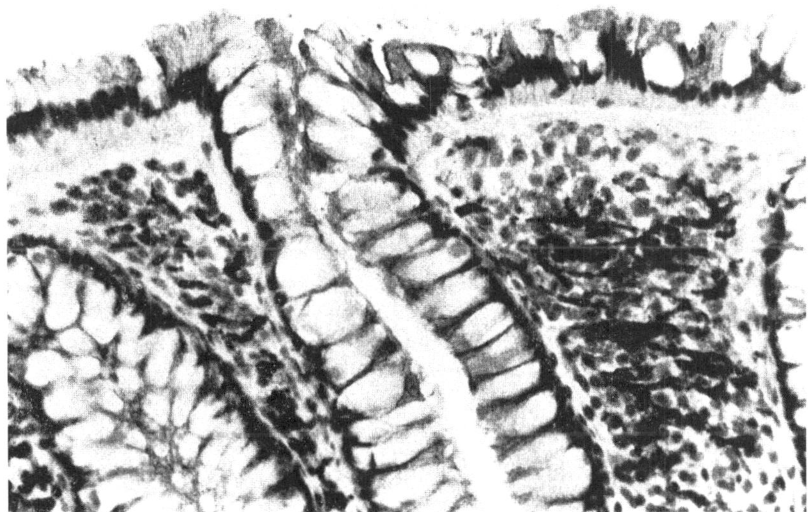

Abb. 3. Stark vermehrte Acetylcholinesterase-Aktivität in parasympathischen Nervenfasern der Lamina propria mucosae einer oberflächlichen Schleimhautbiopsie aus spastischem Darmsegment bei Morbus Hirschsprung (290-fach)

Es handelt sich um einen Knaben, der am 6. Mai 1965 geboren wurde. Am vierten Lebenstag wurde er wegen eines Icterus gravis (A0-Inkompatibilität, Bilirubin 28.2 mg%) in einem auswärtigen Kinderspital hospitalisiert. Nach Austauschtransfusion erfolgte ein rascher Abfall des Bilirubins. Hingegen trat ein Subileus auf und es wurde die Diagnose einer Rektalstenose gestellt. Mehrmaliges Bougieren brachte vorübergehende Besserung. Am 29. Juli und am 2. September erfolgten Rektumbiopsien, wobei die zweite zur Diagnose Morbus Hirschsprung führte.

Entlassung am 10. September nach Hause. Am 19. September bereits wieder Hospitalisation wegen Stuhlentleerungsschwierigkeiten. Am 2. November wurde eine Rektosigmoidektomie durchgeführt, wobei ein 6 cm langes Rektumsigmastück reseziert wurde. Am 6. November Platzbauch. Am 25. November Entlassung nach Hause.

Zuhause immer wieder Schwierigkeiten bei der Stuhlentleerung. Am 21. September 1967 erneute Hospitalisation wegen Subileus. Nach Sphinkterdehnung und Einläufen wieder nach Hause entlassen. Dort erneute Schwierigkeiten beim Stuhlgang, der

Knabe brauchte regelmäßig Einläufe und Laxantien. Am 2. Februar 1969 erneute Hospitalisation in einem schlechten Allgemeinzustand, mehrmalige Sphinkterdehnungen und Einläufe. Am 7. August 1970 kam der Patient mit einem schweren Dickdarmileus zu uns als Notfall. In der letzten Zeit vor der Hospitalisation zunehmende Schwierigkeiten mit der Stuhlentleerung.

Beim Eintritt fanden wir ein stark vorgewölbtes Abdomen mit sichtbaren Darmschlingen. Bei der Rektaluntersuchung kam man durch einen sehr engen, sklerotischen Sphinkter und einen langen Analkanal in eine weite mit Stuhl gefüllte Ampulle. Dabei entleerte sich explosionsartig 800 ml breiiger Stuhl. Bei der Holzknechtröntgenuntersuchung fanden wir einen langen engen Analkanal und anschließend eine mäßig erweiterte Ampulle, die in eine nach rechts ausholende Dickdarmschlinge überging. Nach einem Defäkationsversuch war das Rektum noch deutlich erweitert und zeigte rechts eine Einziehung, welche der ursprünglichen Anastomose entsprechen konnte. Dickdarmbiopsien in 3 und 4 cm Abstand vom Anus zeigten Schleimhaut aus einem aganglionären Colonsegment mit gesteigerter Acetylcholinesteraseaktivität in parasympathischen Nervenfasern (Abb. 3). Nach sorgfältigem Abführen wurde unter Durchleuchtungskontrolle nochmals an vier Stellen oberhalb der Anastomose in erweiterten Dickdarmabschnitten Biopsien entnommen. Eine Biopsie stammte aus dem Übergangsbereich, so daß dadurch die Abgrenzung der chirurgischen Intervention gegeben war. Es wurde ein 10 cm langes Darmstück nach der Methode von Rehbein nachreseziert und am Ende der Operation der Sphinkter kräftig gedehnt. Die neue Anastomose liegt jetzt ca. 6—7 cm oberhalb des Anus und kann mit dem Finger gut getastet werden. Postoperativ traten keine Schwierigkeiten auf. Der Patient hatte nach 10 Tagen regelmäßigen Stuhlgang. Ich habe ihn seither monatlich kontrolliert. Er hat täglich einmal normalen Stuhlgang und ist nun überaus glücklich.

Auch im Falle einer schweren Enterocolitis im Säuglingsalter sollte neben allen Stoffwechselabklärungen eine Dickdarmbiopsie gemacht werden. Auf diese Weise ist es uns gelungen (Meier-Ruge und Morger), ein besonderes Krankheitsbild, das gegenüber dem Morbus Hirschsprung unterschieden werden muß, abzugrenzen. Es handelt sich um das Syndrom *„der hyperplastischen neuronalen Dysplasie des Colons"*.

Ein 6 Monate alter Knabe wurde wegen inkarzerierten Hernien als Notfall eingewiesen. Bis zum Alter von $3^1/_2$ Monaten entwickelte er sich völlig normal. Bis zu diesem Zeitpunkt wurde der Knabe voll gestillt. Nach Umstellen von Muttermilch auf Kuhmilch wurde die Defäkation schmerzhaft, der Knabe mußte bei jedem Stuhlgang enorm pressen. Die Stuhlmengen wurden auffällig klein und dünnflüssig, der Knabe hatte 6—8mal pro Tag Stuhl mit geringen Blutauflagerungen. Es trat ein Gewichtsstillstand auf. Bei der Aufnahme war das Kind in einem schlechten Allgemeinzustand. Seine Hautfarbe war grau-blaß. Ein ständiges Pressen wie zur Defäkation war auffällig und veranlaßte den Assistenten, eine rektale Untersuchung durchzuführen. In der Höhe von 4 cm oberhalb des Anus fand er eine ausgesprochene Enge und einen Spasmus. Das Abdomen war aufgetrieben und vorgewölbt. Die ausgetretenen Leistenhernien konnten reponiert werden. In den folgenden Tagen wurden gehäuft gelb-rot schleimige Stühle mit Schleimhautfetzen beobachtet. Eine auf 51 mm beschleunigte Senkungsreaktion sowie eine Leukozytose mit starker Linksverschiebung wiesen auf einen entzündlichen Prozeß hin. Im Röntgenkontrasteinlauf sah man eine erhebliche Einengung des Rektums und Sigmas. Zunächst stand die Behandlung der Colitis, deren Symptome ja eindeutig waren, im Vordergrund. Wiederholte bakteriologische und virologische Stuhluntersuchungen waren negativ. Nach einer Elonac- und Ursakur besserten sich die Stühle, die Entzündungszeichen im Blut gingen zurück. Nach vierwöchiger Behandlung wurde die erste

Dickdarmbiopsie gemacht. Diese ergab eine Colitis. Die Verdachtsdiagnose auf Morbus Hirschsprung wurde daher zunächst fallengelassen und die Behandlung der Colitis, die nocheinmal aufflackerte, fortgesetzt. Der Stuhl war weiterhin dünnflüssig und wurde in 3—4 Portionen pro Tag entleert. Unter der Colitisbehandlung besserte sich das Befinden des Knaben, das Gewicht stieg an. Da sich keine hinreichende Erklärung für das Vorliegen einer Colitis ulcerosa in diesem Alter fand und der Hirschsprungverdacht auf Grund der rektalen und der röntgenologischen Untersuchung nicht unbegründet aufgetaucht war, wurde eine zweite Biopsie durchgeführt. Nun wurde folgende Diagnose gestellt: Morbus Hirschsprung mit stark gesteigerter Acetylcholinesteraseakti-

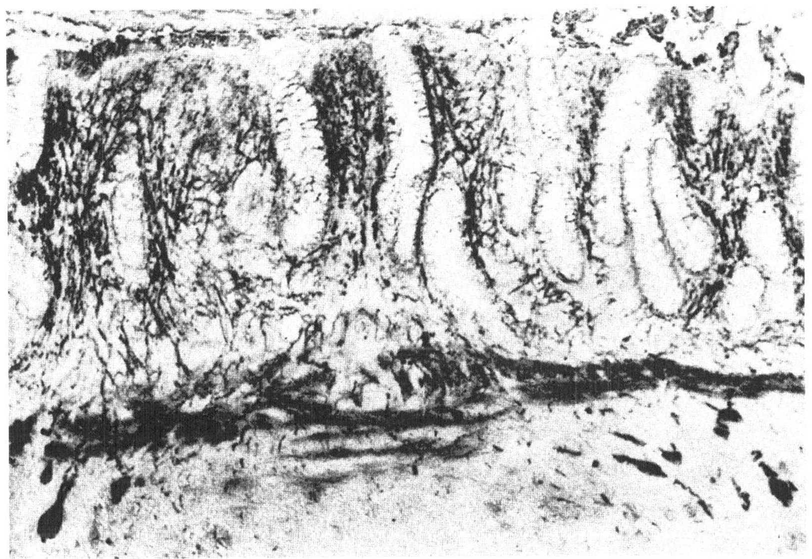

Abb. 4. Hyperplastische neuronale Dysplasie. Ganglienzellen in Submucosa (links und rechts unten im Bild). Gesteigerte Acetylcholinesteraseaktivität in parasympatischen Nervenfasern der Lamina propria mucosae (115-fach)

vität der Nervenfasern des extramuralen Parasympathicus. Zu diesem Zeitpunkt bestanden mehrere Perianalfisteln, die auf die schwere Colitis zurückzuführen waren. Der Knabe wurde nun auf die Operation vorbereitet. Es wurde ein 12 cm langes Dickdarmstück in der üblichen Weise nach REHBEIN reseziert. Der postoperative Verlauf war komplikationslos, der Knabe hatte am 4. Tag spontan Stuhl, die Perianalfisteln waren alle innerhalb von 3 Wochen spontan abgeheilt. Der Knabe wurde postoperativ während 4 Wochen bougiert. Die *Histologie* (MEIER-RUGE) ergab nun folgenden Befund: Mikroskopisch sind gut ausgebildete Ganglienzellplexus erkennbar. Im kranialen Teil des Resektates liegen sie deutlich dichter als im kaudalen Teil. Die Schleimhaut zeigt multiple Lymphknötchen, ist schmal, jedoch regelrecht aufgebaut. Im *enzymhistochemischen Bild* fällt eine ausgeprägte *Hyperplasie* des extra- und intramuralen Parasympathicus auf (Abb. 4). Die Nervenfasern zeigen eine abnorm hohe Aktivität an Acetylcholinesterase. In der Regel werden solche Aktivitäten nur im aganglionären Segment des Morbus Hirschsprung gefunden. Im distalen Teil des Darmresektates finden sich an Milchsäuredehydrogenase reiche Ganglienkomplexe des Plexus submucosus. Hier sind völlig atypische Ganglienzellennester im Bereiche der Schleimhaut nachweisbar. Auch innerhalb der Ringmuskelschicht erkennt man in vermehrtem Maße Ganglienzellen.

Der distale Resektatanteil läßt herdförmig dichte Nervenfaserbündel ohne Ganglienzellen erkennen. Die Muscularis mucosae zeigt Defektbildungen und starke Aufsplitterungen von Muskelfaserzügen.

Am vorliegenden Resektat kann kein aganglionäres Segment nachgewiesen werden.

Diagnose: Dickdarmresektat mit Hyperplasie des parasympathischen Nervengewebes und stark erhöhter Acetylcholinesteraseaktivität. Ganglienzelldystopien in Mucosa und Ringmuskulatur. Auf Grund dieses Befundes haben wir dieses Syndrom *„hyperplastische neuronale Dysplasie des Colons"* genannt.

Der weitere Verlauf bei diesem Knaben war völlig komplikationslos. Ich habe ihn regelmäßig während drei Jahren kontrolliert. Er hat keinerlei Beschwerden mehr beim Stuhlgang und kann alles essen.

Literatur

1. Dobbins, W. O., und A. H. Bill: Diagnosis of Hirschsprung's disease excluded by rectal suction biopsy. New. Engl. J. Med. **272**, 990—993 (1965).
2. Hess, R., D. G. Scarpelli, and A. G. E. Pearse: The cytochemical localisation of oxidative enzymes. II. Pyridine nucleotide-linkes dehydrogenases. J. biophys. biochem. Cytol. **4**, 753—760 (1958).
3. Hess, R.: Cytochemical localisation of pyridine nucleotide-linkes dehydrogenases. Nature (lond.) **181**, 1531—1532 (1958).
4. Hiatt, R. B.: The pathological physiology of congenital megacolon. Ann. Surg. **133**, 313—320 (1951).
5. Hirschsprung, H.: Stuhlträgheit Neugeborener infolge von Dilatation und Hypertrophie des Colons. Jb Kinderheilk. **27**, 1—7 (1888).
6. Hofmann, S., und F. Rehbein: Hirschsprungsche Krankheit im Neugeborenenalter. Z. Kinderchir. **3**, 182—194 (1966).
7. Meier-Ruge, W.: Vergleichende Untersuchungen über die histotopochemischen Qualitäten der Tetrazolsalye MTT. Nitro-BT und TNBT in der Enzymhistochemie. Histochemie **4**, 438—445 (1965).
8. Meier-Ruge, W.: Neuere Entwicklungen in der allgemeinen Fermenthistochemie. Med. Lab. (Stuttg.) **18**, 233—241 (1965).
9. Meier-Ruge, W., und R. Morger: Neue Gesichtspunkte zur Pathogenese und Klinik des Morbus Hirschsprung. Schweiz. med. Wschr. **98**, 209—214 (1968).
10. Meier-Ruge, W.: Das Megacolon. Seine Diagnose und Pathophysiologie. Virchows Arch. path. Anat. (Abt. A) **344**, 67—85 (1968).
11. Meier-Ruge, W.: The pathology of megacolon. In: Progress in proctology, (J. Hoferrichter, ed.), pp. 72—77. Berlin—Heidelberg—New York: Springer-Verlag, 1969.
12. Meier-Ruge, W., R. Morger, und F. Rehbein: Das hypoganglionäre Megacolon als Begleitkrankheit bei Morbus Hirschsprung. Z. Kinderchir. **8**, 254—264 (1970).
13. Morger, R., und W. Meier-Ruge: Morbus Hirschsprung. Neue Gesichtspunkte zur Pathogenese und Klinik. Sondorama (Sandoz Basel) S. 4—7, Nov. 1968.
14. Morger, R.: Surgery of megacolon. In: Proctology, (J. Hoferrichter, ed.) pp. 78—81, Berlin—Heidelberg—New York: Springer-Verlag, 1969.
15. Morger, R.: Probleme bei der Diagnostik des Megacolon congenitum und ihre Konsequenzen für die operative Therapie. Langenbecks Arch. f. Chir. **327**, 622 (1970).
16. Moser, R., A. Widmer und W. Meier-Ruge: Zur enzymhistochemischen Diagnostik des Morbus Hirschsprung. Schweiz. med. Wschr. **101**, 109—115 (1971).
17. Nixon, H. H.: Hirschsprung's diasease. Arch. Dis. Childh. **39**, 109 (1964).

Anschrift des Verfassers: Dr. med. R. Morger, FMH Chirurgie, spez. Kinderchirurgie, Chefarzt des Kinderspitals, Claudiusstraße 6, CH-9000 St. Gallen, Schweiz.

Fortschritte in der Diagnostik des Aganglionären Segments

Von

W. Meier-Ruge

Medizinische Grundlagenforschung der Sandoz AG, Basel, Schweiz,
Experimentelle Pathologie und Histochemie

Mit 8 Abbildungen

Zusammenfassung

Es wird auf die Besonderheit der enzymhistochemischen Diagnostik bei Morbus Hirschsprung hingewiesen. Den Morbus Hirschsprung charakterisieren:
1. Aganglionose.
2. Steigerung der Acetylcholinesterase-Aktivität in parasympathischen Nervenfasern der Ringmuskulatur, Muscularis mucosae und Lamina propria mucosae.
3. Catecholaminreicher, hyperplastischer Sympathicus in der Ringmuskulatur.

Die sich am aganglionären Segment anschließende oder als selbständiges Leiden auftretende Hypoganglionose zeigt:
1. Eine extrem niedrige Ganglienzellzahl im Plexus myentericus und submucosus.
2. Regelrechte Acetylcholinesterase-Aktivität (ACE).
3. Auffallend wenig ACE-haltige Nervenfasern.

Als zweite Spielart sogen. atypischer Hirschsprungfälle wird die hyperplastische neuronale Colondysplasie dargestellt. Bei dieser Krankheit finden sich:
1. Eine starke Hyperplasie aller Nervenfasern sowie des Plexus myentericus und submucosus.
2. Eine hohe Aktivität an Acetylcholinesterase in parasympathischen Nervenfasern der Lamina propria mucosae, der Submucosa und der Ringmuskulatur.
3. Relativ wenig Nervenfasern mit erhöhter Acetylcholinesterase-Aktivität in der Muscularis mucosae.
4. Fakultativ Ganglienzellen sowie Anteile glatter Muskulatur in der Lamina propria mucosae.

Summary

Progress in the Diagnosis of the Aganglionary Segment

Characteristics of the enzymehistochemical diagnosis in cases of Hirschsprung's disease are pointed out and discussed. Morbus Hirschsprung is characterized by:
1. Aganglionosis

2. Increase of acetylcholineesterase activity in the parasympathic nerve fibres of the circular muscles, muscularis mucosae and lamina propria mucosae.
3. Hyperplastic sympathicus in the circular muscles rich in catecholamine.

The hypoganglionosis following on the aganglionary segment, which also occurs as an independent disease shows:
1. Extreme low ganglion cell count in the plexus myentericus and submucosus.
2. Normal acetylcholineesterase activity (ACE).
3. Strikingly few nerve fibres containing ACE.

Hyperplastic neuronal colondysplasia is presented as a further variant of the atypical cases of Hirschsprung's disease. This disease involves:
1. Pronounced hyperplasia of all nerve fibres and also the plexus myentericus and submucosus.
2. High acetylcholineesterase activity in the parasympathetic nerve fibres of the lamina propria mucosae, the submucosa and the circular muscles.
3. Strikingly few nerve fibres with increased ACE in the muscularis mucosae,
4. Occurence of ganglion cells and sections of smooth muscles in the lamina propria mucosae.

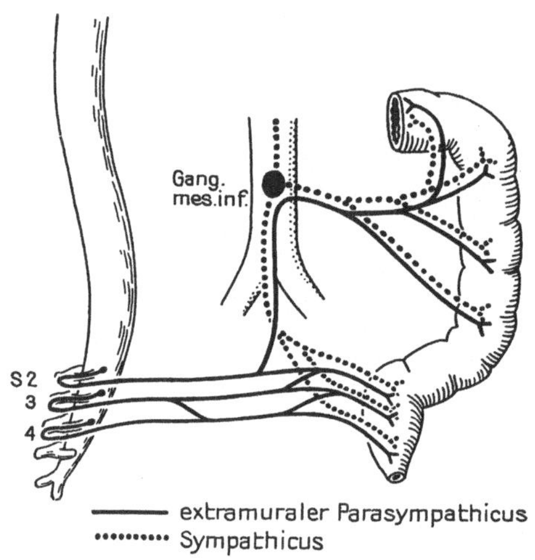

Abb. 1. Schematische Darstellung der für Colon descendens und Rectosigmoid charakteristischen Zusatzinnervation durch einen extramuralen Parasympathicus und Sympathicus

Was ist der Morbus Hirschsprung für eine Krankheit? Wir wissen, daß dieses Krankheitsbild genetisch determiniert ist.

Ihm liegt eine Hemmungsmißbildung im Sinne einer Hamartie zugrunde.

Seit den Arbeiten von Dalla-Valle (1920—1924) und deren Wiederentdeckung und Bestätigung durch Ehrenpreis (1945) ist bekannt, daß dem Morbus Hirschsprung eine Aganglionose des Enddarmes zugrunde liegt, die bis zur Flexura lienalis hinaufreichen kann. Die relativ seltene Spielart einer das ganze Colon einnehmenden Aganglionose (ca. 4% aller Hirschsprungfälle) wird als Zuelzer-Wilson Syndrom bezeichnet. Die fundametalen embryologischen Untersuchungen von Okamoto und Ueda (1967) haben uns verstehen lassen, daß die Aganglionose beim Morbus Hirschsprung immer bis zum Analring ausgebildet sein muß und die Ganglienzellen des Plexus submucosus vor dem aganglionären Segment früher aufhören, als die Zellen des Plexus myentericus. Damit wird einsehbar, daß bei Aganglionose im Colon descendens und Recto-Sigmoid ein extramuraler Parasympathicus angelegt ist (Abb. 1).

Okamoto zeigte, daß in der

5. Embryonalwoche paraoesophageal und pararectal ein Vagusnerv angelegt wird. Während der

6. Embryonalwoche sprossen Nervenfasern in den Oesophagus und in den Enddarm ein. Ganglienzellen wandern cranio-caudal bis zum Magen. In der

7. Embryonalwoche wird das Jejunum von Ganglienzellen erreicht, und in der

8. Embryonalwoche sind dichtliegende Ganglienzellen im Bereich des Darms bis zum Colon transversum zu verfolgen. Erst in der

9. bis 12. Embryonalwoche wandern Ganglienzellen in das Colon descendens sowie das Recto-Sigmoid des Colon ein.

Die Ausbildung eines Plexus submucoscus beginnt erst um die 7. Embryonalwoche, wobei, ebenfalls von cranial nach caudal fortschreitend, Ganglienzellen des Plexus myentericus durch die Ringmuskulatur in die Submucosa einwandern. Die Anlage der Längsmuskulatur erfolgt schließlich in der 12. Embryonalwoche. Die Embryogenese der neuronalen Versorgung des Colon läßt erwarten, daß bis zur Aganglionose alle möglichen *Zwischenstufen* auftreten können.

Tatsächlich werden als relativ seltene *Begleit*erkrankungen des Morbus Hirschsprung bzw. als *selbständige* Erkrankung

a) die sogenannte Hypoganglionose und

b) die hyperplastisch-neuronale Dysplasie des Colon beobachtet.

Diese beiden seltenen Extremformen einer Hemmungsmißbildung können im Rahmen des Formenkreises eines Morbus Hirschsprung mit Hilfe der Enzymhistochemie sicher differential-diagnostisch erkannt werden. Systematische Untersuchungen an Darmresektaten mit Morbus Hirschsprung zeigten, daß ein hypoganglionäres Megacolon als Begleitkrankheit bei Morbus Hirschsprung auftreten kann (Meier-Ruge, 1969; Meier-Ruge u. Mitarb., 1970). Dies ist unlängst durch Howard und Garrett (1970) bestätigt worden (Abb. 5).

Die Diagnostik des Morbus Hirschsprung ist durch Einsatz enzymhistochemischer Methodik einfach und bedeutend sicherer geworden. Wie von Morger wiederholt betont wurde, kann an einer mit der Dobbins-Saugbiopsie-Sonde gewonnenen hirse- bis pfefferkorngroßen Schleimhautbiopsie relativ gut die Länge des aganglionären Segmentes bestimmt werden. Der Mangel an Ganglienzellen in der Submucosa und eine starke Steigerung der Acetylcholinesterase-Aktivität in parasympathischen Nervenfasern der Lamina propria mucosae und der Muscularis mucosae sind sichere Indizien für ein aganglionäres Colonsegment (Abb. 3).

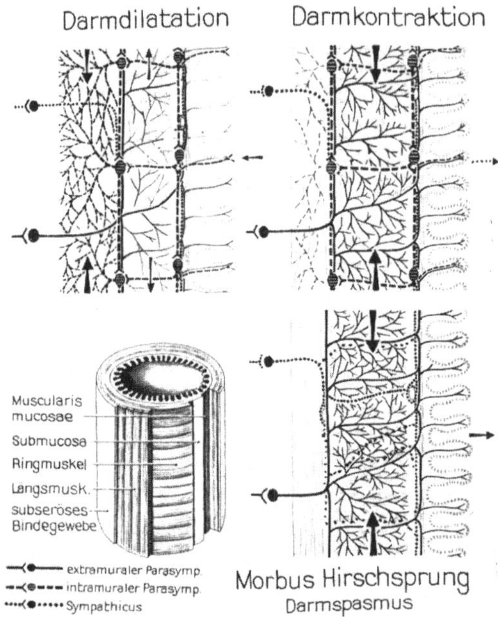

Abb. 2. Schematische Darstellung der bei den verschiedenen Darmbewegungen depolarisierten neuronalen Darmwandelemente (obere Bildhälfte). In der unteren Abbildungshälfte erkennt man die durch eine Dauerkontraktion der Ringmuskulatur charakterisierten Verhältnisse der Aganglionose des Enddarmes bei Morbus Hirschsprung

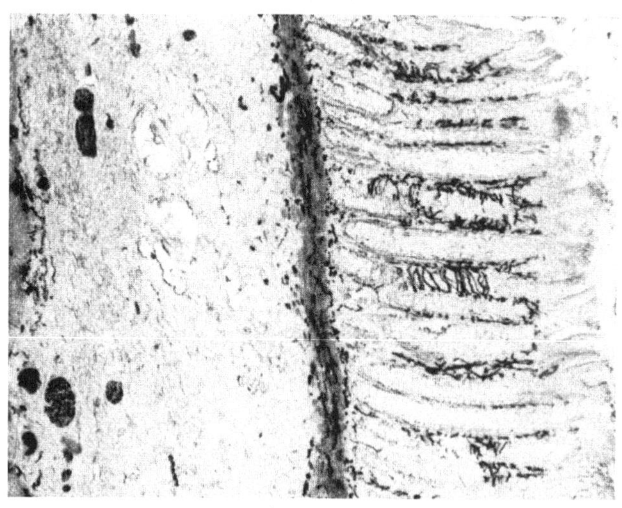

Abb. 3. Darmschleimhaut mit Muscularis mucosae und Submucosa aus aganglionärem Rectum (Morbus Hirschsprung) mit deutlich erkennbarer Steigerung der Aktivität an Acetylcholinesterase in parasympathischen Nervenfasern von Lamina propria mucosae und Muscularis mucosae (ohne Gegenfärbung: Vergr. 80fach)

Die nativen Biopsiestücke werden in einer feuchten, eisgekühlten Kammer unfixiert in das histologische Laboratorium gebracht und dort auf Gefrier-Tische eines Kryostaten aufgefroren. Bei sorgfältiger Einhaltung von $+ 4^0$ C und Erhaltung einer feuchten, unter keinen Umständen aber einer nassen Kammer ist die Aufarbeitung der Biopsie noch maximal 24 Stunden nach Entnahme derselben leidlich möglich. Erfolgt das Einfrieren und Schneiden der Biopsie allerdings erst nach einer so langen Zeit, ist die Dehydrogenasedarstellung (SDH und LDH) in den

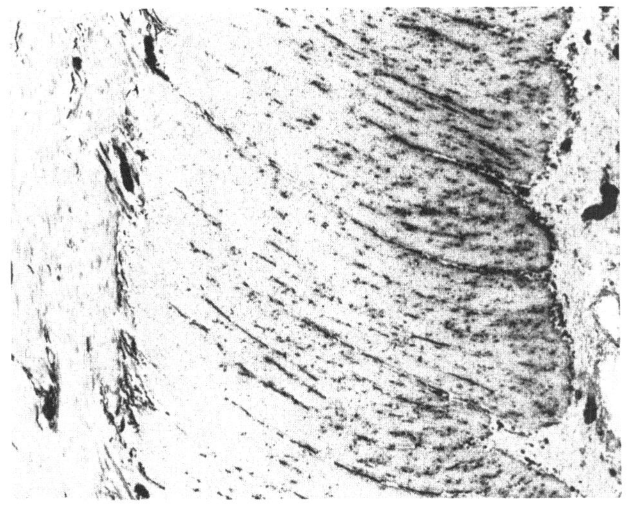

Abb. 4. Ring- und Längsmuskulatur aus aganglionärem Rektum (Morbus Hirschsprung) mit typischer Aktivitätssteigerung der Acetylcholinesterase in parasympathischen Nervenfasern der Ringmuskulatur (ohne Gegenfärbung: Vergr. 80fach)

Ganglienzellen nicht mehr optimal möglich. Die Acetylcholinesterase-Aktivität (Karnovsky und Roots, 1964) ist zu diesem Zeitpunkt noch einigermaßen nachweisbar.

Die erste Biopsie sollte immer 1 cm oberhalb des Analringes entnommen sein. Die zweite und dritte Biopsie in den darauffolgenden Zentimetern. Auf diese Weise ist es möglich, auch sehr kurze aganglionäre Segmente auf Grund der gesteigerten Acetylcholinesterase-Aktivität sicher zu erfassen. Die nächst höheren Biopsien geben uns dann eine Vorstellung davon, ob ein kurzes oder langes aganglionäres Segment vorliegt.

Wie die Abbildungen zeigen, erfordert die Diagnostik des Morbus Hirschsprung mit enzymhistochemischen Mitteln bedeutend weniger Erfahrung, als das bei der früheren Diagnose mit der klassischen Histologie der Fall war. Hier drängt sich naheliegend die Frage auf, ob die gesteigerte Acetylcholinesterase-Aktivität für alle Hirschsprung-Fälle charakteristisch ist. Für die Diagnostik der Schleimhautbiopsien aus dem Enddarm muß das unter der Voraussetzung bejaht werden, daß gleichzeitig eine Beurteilung der Aganglionose der Submucosa erfolgt.

Da grundsätzlich alle Aganglionosen bis zum Analring reichen, ist die Rectumbiopsie für die Diagnose dieses Krankheitsbildes optimal und ausreichend. Wir
wissen aus der systematischen Untersuchung von Colonresektaten bei Morbus
Hirschsprung, daß infolge der zusätzlichen Innervation von Rektum und
Sigma durch den parasympathischen Sacralplexus und Nervus pelvicus in
diesen Darmabschnitten die höchste Acetylcholinesterase-Aktivität angetroffen
wird. Im Colon descendens, das durch den parasympathischen Sacralplexus

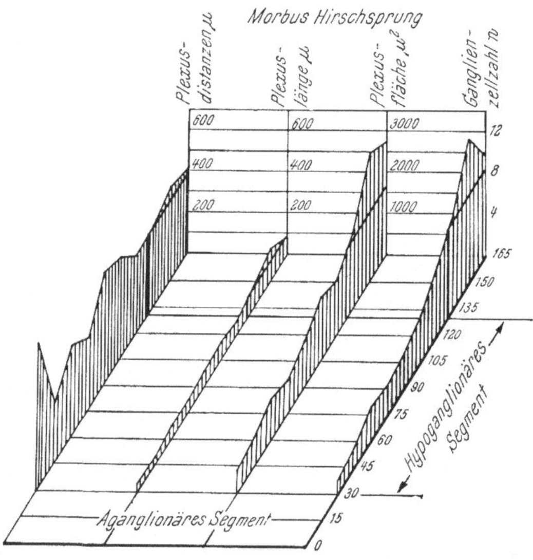

Abb. 5. Graphische Darstellung der morphometrischen Verhältnisse von Ganglienzellzahl,
Plexusfläche, Plexuslänge und Plexusdistanzen des Plexus myentericus bei Morbus
Hirschsprung mit einem 3 cm langen, aganglionären, distalen Rektumsegment und
einem sich proximal anschließenden ca. 9 cm langen hypoganglionären Darmabschnitt

zusätzlich versorgt wird, findet sich bei angeborener Aganglionose nur noch in
der Ringmuskulatur und zum Teil der Muscularis mucosae eine deutlich erhöhte
Aktivität an Acetylcholinesterase. Diese Befunde wurden in neuerer Zeit von
Garrett et al. (1969) sowie Howard und Garrett (1970) bestätigt. Die erste
Beobachtung einer Vermehrung der Acetylcholinesterase in den parasympathischen
Nervenfasern der Darmwand bei Morbus Hirschsprung erfolgt bereits 1953 im
Institut von Koelle durch Kammijo et al. Schließlich wurde 1954 durch Koelle
dieser Befund am Substrat Acetylcholin bestätigt und gleichzeitig die signifikant
erhöhte Acetylcholinausschüttung im aganglionären Enddarm beschrieben.

Zusammenfassend ist der Morbus Hirschsprung durch folgende Symptome
charakterisiert (Abb. 2—4):

1. Fehlen von Ganglienzellen des Plexus submucosus und myentericus.
2. Steigerung der Acetylcholinesterase-Aktivität in parasympathischen Nerven-

fasern des extramularen Parasympathicus von Ringmuskulatur, Muscularis mucosae und Lamina propria mucosae.

3. Catecholaminreicher, hyperplastischer (extremuraler) Sympathicus in der Ringmuskulatur.

Hypoganglionose des Colon und *hyperplastische, neuronale Dysplasie des Colon* können vielleicht als Forme fruste des Morbus Hirschsprung aufgefaßt

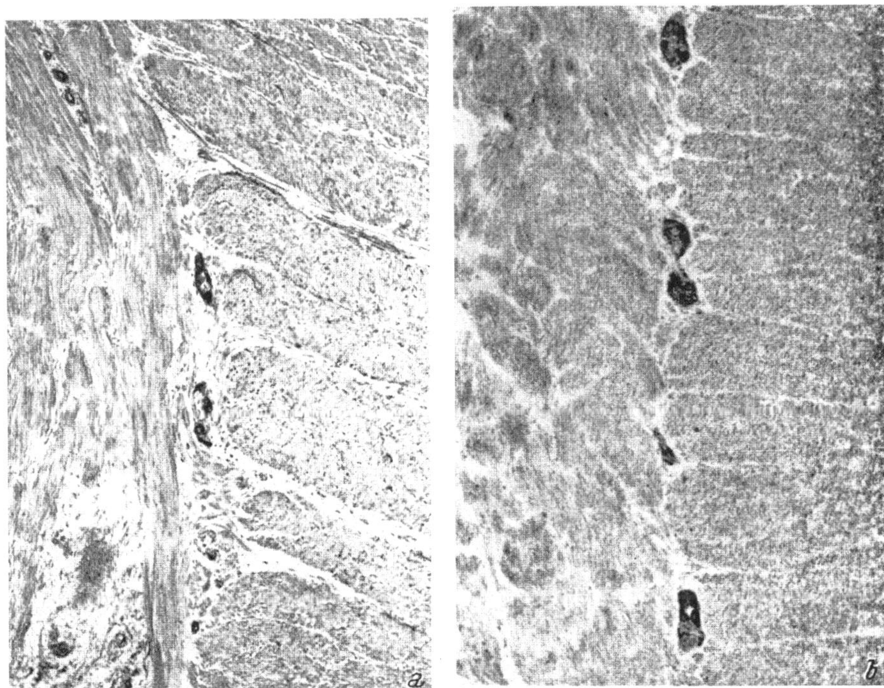

Abb. 6 a. Darstellung des Plexus myentericus bei Hypoganglionose des Colon.
Abb. 6 b. Regelrecht ausgebildeter Plexus myentericus (Laktatdehydrogenase-
Darstellung: Vergr. 115fach)

werden. Für diese Interpretation spricht die Beobachtung, daß sich an ein aganglionäres distales Darmsegment nach proximal ein mehr oder weniger langer *hypoganglionärer Darmabschnitt* anschließen kann (Abb. 5). Die systematische Untersuchung von Hirschsprung Darmresektaten zeigte, daß die Ganglienzahl zwischen einem hypoganglionären und einem normal-innervierten Darm im Mittel um den Faktor 10 differiert, während sich die Plexusflächen um den Faktor 5 unterscheiden (MEIER-RUGE, 1969; MEIER-RUGE u. Mitarb., 1970).

Die primäre Hypoganglionose wird dadurch charakterisiert, daß

1. in der Darmwand extrem wenig neuronale Elemente nachgewiesen werden können, so daß im klassischen histologischen Schnitt oft die Diagnose eines Morbus Hirschsprung gestellt wird,

2. die Aktivität der Acetylcholinesterase im Bereich der Norm liegt.

Klinisch besteht das Bild eines echten Megacolon, wobei oft nicht zu unterscheiden ist, ob die oberhalb eines aganglionären Segmentes auftretende Megacolonbildung nun ein sekundäres oder hypoganglionäres Megacolon ist. Bioptisch kann die Diagnose nur an einer tiefen Muskelbiopsie mit der gewünschten Sicherheit gestellt werden (Abb. 6 a).

Die zweite Spielart, die wir dem Formenkreis des Morbus Hirschsprung zurechnen möchten, ist die sogenannte *hyperplastische neuronale Dysplasie des Colon*. Bei dieser Erkrankung finden sich folgende morphologische Veränderungen:

1. Extreme Hyperplasie aller Nervenfasern.
2. Starke Hyperplasie des Plexus myentericus und submucosos mit großem Ganglienzellreichtum (Abb. 7).

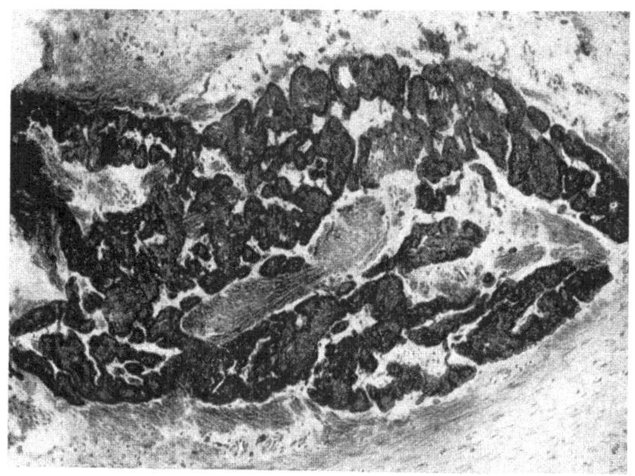

Abb. 7. Hyperplasie des Plexus submucosus mit auffälligem Ganglienzellreichtum der Riesenganglien bei hyperplastischer neuronaler Dysplasie des Colon
(ACE: Vergr. 100fach)

3. Deutliche Erhöhung der Aktivität an Acetylcholinesterase in Nervenfasern der Lamina propria mucosae, der Submucosa und der Ringmuskulatur. Auffällig geringer Nervenfasergehalt mit erhöhter Acetylcholinesterase in der Muscularis mucosae (Abb. 8).
4. Versprengungen von Ganglienzellen in die Lamina propria mucosae. Vereinzelt finden sich auch Partien glatter Muskelfasern mit und ohne begleitende Ganglienzellen in der Lamina propria mucosae.

Dieses Krankheitsbild ist eindeutig gegenüber dem typischen Bild des Morbus Hirschsprung zu unterscheiden. Pathogenetisch muß angenommen werden, daß hier ähnlich der Zystenniere eine Hemmungsmißbildung im Sinne der Hamartie vorliegt. Welche pathogenetischen Mechanismen dieser Erkrankung zugrunde liegen, muß z. Z. noch offen bleiben.

Die Enzymhistochemie hat wesentliche Fortschritte in der Diagnostik des Morbus Hirschsprung, vor allem aber auch für die Differenzierung der sogenannten atypischen Hirschsprungfälle, gebracht. Allein die Tatsache, daß sich proximal des aganglionären Segmentes ein hypoganglionärer Colonabschnitt anschließen kann, unterstreicht die Bedeutung der sehr sorgfältigen Untersuchung des Colonresektates in seiner Gesamtlänge. Nur auf diese Weise kann dem Chirurgen die Garantie gegeben werden, ob er tatsächlich im Gesunden reseziert hat. Das ist vor allem deshalb wichtig, weil bei Zurücklassung eines hypoganglionären Darmabschnittes unweigerlich ein Rezidiv auftreten wird (EHRENPREIS, 1965).

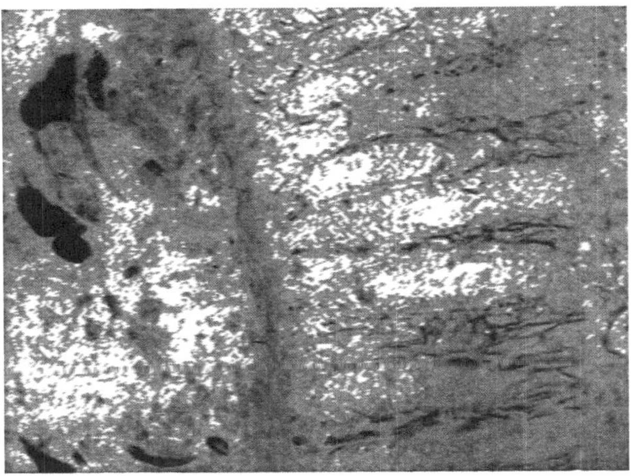

Abb. 8. Gesteigerte Aktivität an Acetylcholinesterase in Nervenfasern der Lamina propria mucosae sowie relativ geringem Nervenfasergehalt der Muscularis mucosae bei hyperplastischer neuronaler Colondysplasie (Acetylcholinesterase: Vergr. 100fach)

Daneben können aber auch das hypoganglionäre Megacolon als eigenes Erkrankungsbild unabhängig von einem begleitenden Morbus Hirschsprung sowie die interessante Erkrankung der hyperplastischen neuronalen Dysplasie des Colon mittels enzymhistochemischer Methodik eindeutig diagnostiziert werden. Auf diese Weise vermag der Morphologe dem Chirurgen eine größere Sicherheit für seinen therapeutischen Erfolg zu geben.

Literatur

DALLA-VALLE, A.: Ricerche istologiche su di un caso di megacolon congenito. Pediatria, Napoli **28**, 740—752 (1920).
— Contributo alla conoscenza della forma famigliare del megacolon congenito. Pediatria, Napoli **32**, 569—599 (1924).
EHRENPREIS, T.: Megacolon in the newborn. A clinical and roentgenological study with special regard to the pathogenesis. Acta chir. scand. 94, Suppl. 112, 1—114 (1946).
— Acquired megacolon as a complication of rectosigmoidectomy for Hirschsprung's disease. Arch. Dis. Childh. **40**, 180—182 (1965).
— K. A. NORBERG, and C. WIRSÉN: Sympathetic innervation of the colon in Hirschsprung's disease: A histochemical study. J. pediat. Surg. **3**, 43—49 (1968).

Garrett, J. R., E. R. Howard, and H. H. Nixon: Autonomic nerves in rectum and colon in Hirschsprung's disease. A cholinesterase and catecholamine histochemical study. Arch. Dis. Childh. **44**, 406—417 (1969).

Howard, E. R., and J. R. Garrett: Histochemistry and electron microscopy of rectum and colon in Hirschsprung's disease. Proc. roy. Soc. Med. **63**, 1264—1266 (1970).

Kamijo, K., R. B. Hiatt, and F. B. Koelle: Congenital Megacolon. A comparison of the spastic and hypertrophied segments with respect to cholinesterase activities and sensitivities to acetylcholine, DFP and the barium ion. Gastroenterology **24**, 173—185 (1953).

Karnovsky, M., and L. Roots: A "direct-coloring" thiocholine method for cholinesterases. J. Histochem. Cytochem. **12**, 219—221 (1964).

Koelle, G. B.: Autonomic and pharmacologic control of colonic activity. Ann. N. Y. Acad. Sci. **58**, 307—315 (1954).

Meier-Ruge, W.: Das Megacolon. Seine Diagnose und Pathophysiologie, Virchows Arch. path. Anat. **344**, 67—85 (1968).

— Beitrag zur Pathologie des hypoganglionären Megacolon. Verh. dtsch. Ges. Path. **53**, 237—239 (1969).

— und R. Morger: Neue Gesichtspunkte zur Pathogenese und Klinik des Morbus Hirschsprung. Schweiz. med. Wschr. **98**, 209—214 (1968).

— — und F. Rehbein: Das hypoganglionäre Megacolon als Begleitkrankheit bei Morbus Hirschsprung. Z. Kinderchir. **8**, 254—264 (1970).

Morger, R., und W. Meier-Ruge: Morbus Hirschsprung. Neue Gesichtspunkte zur Pathogenese und Klinik. Sandorama (Basel) 4—7 (1968).

Okamoto, E., and T. Ueda: Embryogenesis of intramural ganglia of the gut and its relation to Hirschsprung's disease. J. Pediat. Surg. **2**, 437—443 (1967).

Anschrift des Verfassers: Doz. Dr. W. Meier-Ruge, Sandoz AG, CH-4002 Basel, Schweiz.

Hirschsprungsche Erkrankung

Neurohistologische Untersuchungen

Von

G. Lassmann

Aus dem neurologischen Institut der Universität Wien, Österreich
(Vorstand: Prof. Dr. F. SEITELBERGER)

Mit 3 Abbildungen

Zusammenfassung

In 15 Monaten wurden 29 Rectum-Biopsien untersucht und in 10 Fällen ein aganglionäres Segment festgestellt. In einigen dieser Fälle wurde auch Gewebe aus dem Colostomiering und Teilen des resezierten Darmes untersucht.

Folgende Probleme werden diskutiert.

1. Das Problem des langen bzw. kurzen aganglionären Segmentes in Hinblick auf die von HÜTHER und CANTINO aufgezeigte Möglichkeit eines Einwachsens der Ganglienzellen im Rectum von caudal nach cranial bei Menschen und einigen Tiergattungen.
2. Die Einführung eines einheitlichen Rasters für die numerische Erfassung der Ganglienzellen bei Fällen von Hypoganglionose.
3. Die Bedeutung hoch gelegener A. V. Anastomosen im Rectum für das Bestehen einer chronischen Obstipation.
4. Die Bedeutung einer wie myopathisch verlaufenden Muskelatrophie des sphincter ani ext. bei einem 3 Jahre früher operierten Fall von Morbus Hirschsprung.
5. Die Zweckmäßigkeit biochemischer Untersuchungen in den von MEIER-RUGE demonstrierten Fällen von Ganglienzellenvermehrung.

Summary

Hirschsprung's Disease. Neurohistological Examining

Over a period of 15 months 29 biopsies were examined and in 10 cases the diagnose Morbus-Hirschsprung was verified. Besides the bioptic material the resected intestine of some of these cases were also examined. The following problems are discussed.

1. The problem of long or short narrow segments in respect to the findings of HÜTHER and CANTINO concerning the outgrowth of gangliencells from caudal to cranial in the rectum of man and some animals.
2. The installation of an internationally agreed method of counting gangliencells in cases of Hypoganglionoses.

3. The significance of A.V.-Anastomoses in higher regions of the rectum in cases of constant constipation.
4. The significance of myopathic-like Atrophie of the musc. sphinct, ext. in a case of Morbus Hirschsprung after an operation three years earlier.
5. The usefulness of biochemical investigations in cases of ganglioneuroma like findings demonstrated by Meier-Ruge.

In den letzten 15 Monaten wurden im Neurologischen Institut der Universität Wien von uns 29 Rectumbiopsien zur Abklärung der Diagnose „Morbus Hirschsprung" einer neurohistologischen Untersuchung zugeführt und, in zehn Fällen dabei die angeführte Diagnose bestätigt. Neben den Rectumbiopsien wurden bei einigen dieser 10 Fälle auch das orale und aborale Ende des Colostomieringes und das Resektionspräparat des Dickdarmes untersucht, wodurch einerseits die Länge des aganglionären Segmentes, andererseits die Tatsache der Resektion im voll innervierten Darmabschnitt festgestellt werden konnte. Die Tatsache, daß am Übergang vom aganglionären Segment in den innervierten Darmabschnitt zunächst die Ganglienzellen im Auerbach'schen Plexus und erst 1—3 cm weiter oral solche auch im Meissnerschen Plexus vorliegen, konnte an den Resektionspräparaten bestätigt werden. Die Kenntnis dieses Verhaltens erscheint uns wichtig, weil die Entnahme von Schleimhautbiopsien in diesem Bereich zu einem nicht mehr richtigen Schluß des Vorliegens eines aganglionären Segmentes führen kann.

Während durch den Einsatz moderner neurohistologischer Methoden, wozu wir neben der Darstellung der spezifischen Cholinesterase auch die Osmiumzinkjodidmethode und die Darstellung noradrenerger Fasern mit Hilfe der Hillarp-Falckschen Fluoreszenzmethode zählen, die Diagnose eines vollausgebildeten aganglionären Segmentes bzw. der neuralen Hyperplasie, wie sie beim Morbus Hirschsprung vorliegt, auf keine Schwierigkeiten stößt, erscheinen uns zwei Probleme einer Diskussion wert zu sein.

Das erste betrifft den Fragenkomplex des Vorliegens eines kurzen oder langen engen Segmentes. Vor allem erscheint uns eine eindeutigere klinische Definition als sie bisher vorliegt, notwendig zu sein. Von morphologischer Seite bedarf es darüberhinaus der Klärung einer Frage, die bisher in der ausländischen Literatur nicht aufgegriffen wurde. Es handelt sich um die von Hüther auf Grund einschlägiger embryologischer Untersuchungen aufgestellte Behauptung, daß in das Rectum Ganglienzellen sowohl von cranial nach caudal als auch von caudal nach cranial einwachsen können. Wir haben die Nachprüfung dieser Angaben angeregt und hoffen, daß dadurch eine Klärung dieser strittigen Frage möglich sein wird. Sollten diese Angaben zu Recht bestehen, dann würde das Vorliegen eines kurzen engen Segmentes in einem höheren Abschnitt des Rectums eine Erklärung finden.

Die zweite Frage betrifft eine morphologische Untersuchungsmethode. Unserer Ansicht nach müßte man sich auf eine, an allen Orten einheitlich durchgeführte Auszählung der Ganglienzellen einigen, um bei dem Vorliegen einer Hypoganglionose zu vergleichbaren Werten zu gelangen. Nur so erarbeitete vergleichbare Werte können dem Kliniker bei diagnostisch schwierigen Fällen weiter helfen. Es handelt sich praktisch also um die Ausarbeitung eines einheitlichen Rasters, der von den Untersuchern angenommen in gleicher Weise benützt wird.

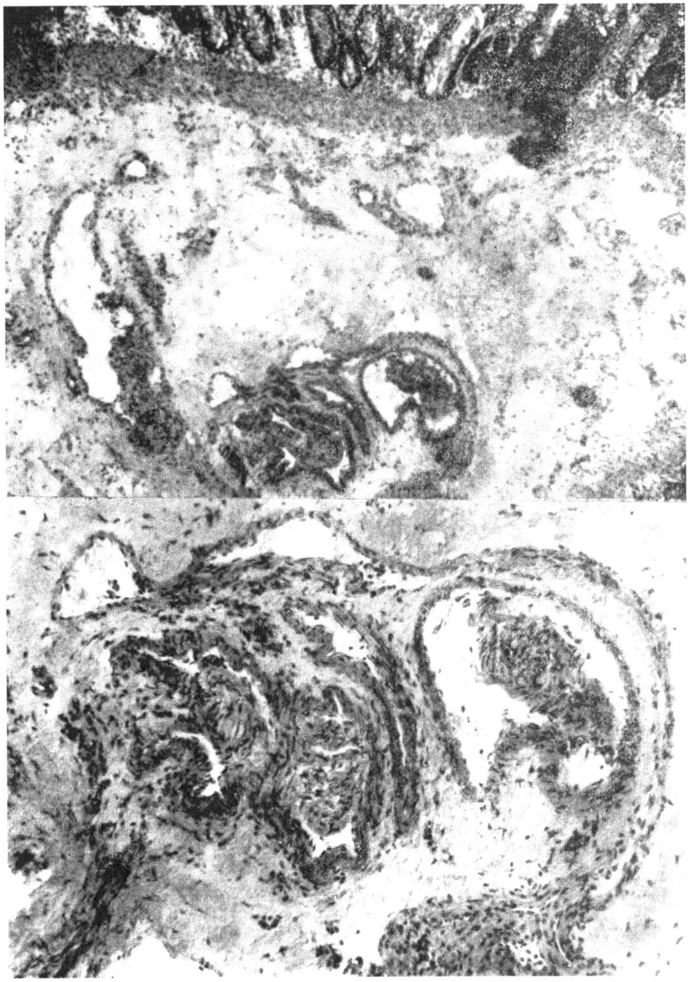

Abb. 1. Arterio-venöse Anastomosen mit Ausbildung von in das Lumen ragenden Muskelpolstern in Arterie und Vene, in der Submucosa des Rectums bei einer 23jährigen Frau mit chron. Obstipation 23 cm oral vom Anus gelegen

Bei 17 neurohistologisch unauffälligen Rectumbiopsien fanden sich in 3 Fällen AV-Anastomosen in höheren Abschnitten mit teilweiser Ausbildung von hämangiomartigen Gefäßneubildungen in der Submucosa. Die AV-Anastomosen glichen jenen wie sie in den Columnae rectales als innere Hämorrhoiden bekannt sind. Die Rectumbiopsien wurden durchschnittlich in einer Höhe von 6—7 cm entnommen und in einem Fall bei einer 23jährigen Frau wurde die Biopsie mit

Hilfe des Rectoskopes in einer Höhe von 23 cm entnommen (Abb. 1). Die Tatsache, daß AV-Anastomosen in der Submucosa in der angegebenen Höhe noch vorliegen können, erscheint uns deshalb beachtenswert, weil solche Bildungen in höhergelegenen Abschnitten des Rectums unter Umständen für eine Obstipation oder zumindest einer zeitweise auftretenden Obstipation verantwortlich gemacht

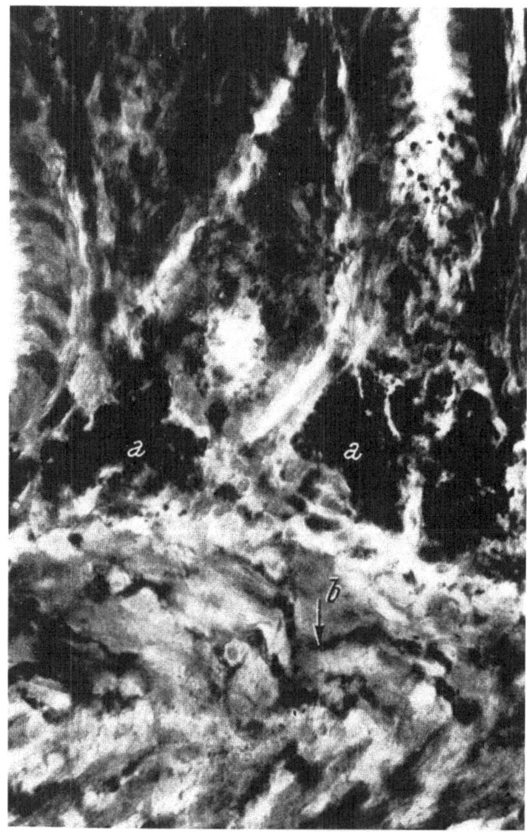

Abb. 2. Speicherung von Osmium-Zinkjodid positiven Material (histochemisch schwach saure Mucoproteine) in den Stromazellen der Schleimhaut bei einem 3jährigen Knaben (a). Anteile der nervösen Formationen in der musc. mucosae (b). Osmiumzinkjodidmethode

werden könnten. Die in diesen Arterien vorliegenden Muskelpölster enthalten vielfach epitheloide Zellen, an die in nicht geringer Zahl Cholinesterasepositive Fasern herantreten und dort mit knopfförmigen Auftreibungen enden. Es handelt sich um eine Innervation dieser Gewebsabschnitte, wie wir sie an den epitheloiden Zellen der Harnröhrenschwellkörper beim Rhesusaffen beschrieben haben und wie sie von Masson erstmals an den AV-Anastomosen des Nagelfalzes beschrieben wurden. Die feinere Innervation dieser Gefäßabschnitte unterscheidet sich, soweit wir dies bisher beurteilen können, von dem normalerweise vorliegenden Innervationsmuster, doch sind zur Abklärung dieser Frage weitere Untersuchungen erforderlich.

Die Verwendung der Osmiumzinkjodmethode hat es uns ermöglicht, zur Gänze jene Zellen darzustellen, die von Azzopardi und Evans als Muziphagen in der Dickdarmschleimhaut beschrieben wurden. Es handelt sich dabei um

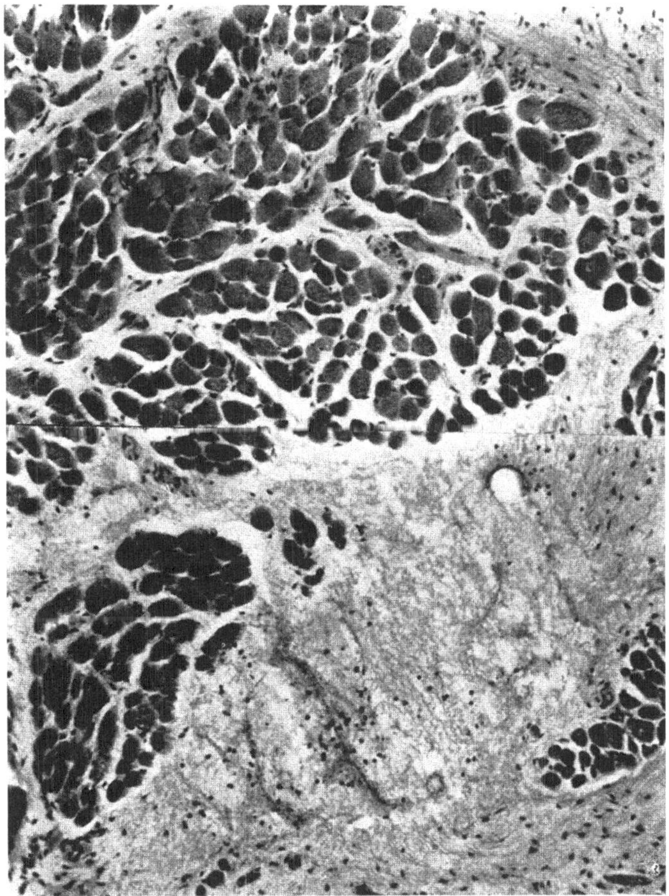

Abb. 3. 3 Jahre alter Knabe wegen Megacolon cong. operiert 1967. Sphinctertomie 1970. Fortschreitende Faseratrophie des musc. sphincter int.

Stromazellen, die schwach saure Mucoproteine speichern im Stroma der Schleimhaut, vor allem in den basalen Anteilen gefunden werden, aber auch ähnlich den pigmenthältigen Zellen bei Melanosis coli in den angrenzenden Teilen der Submucosa noch gelegen sein können. Diese Zellen finden sich vor allem im Rectum, seltener im Colon und ihr Vorhandensein ist soweit bisher bekannt, an keine krankhafte Veränderung gebunden. Ihr Vorkommen im Kindesalter, in unserem Fall bei einem 3jährigen Knaben und einem 14jährigen Mädchen, wird als selten angegeben, in der angeführten Arbeit von Azzopardi und Evans findet sich die Angabe, daß zwischen dem 1. und 10. Lebensjahr bisher keine solchen Zellen gefunden wurden. Die Bedeutung dieses Speicherungsvorganges ist unbekannt, seine Abklärung bedarf weiterer Untersuchungen (Abb. 2).

Schließlich sei noch ein Befund erwähnt. Es handelt sich um einen jetzt dreijährigen Knaben, der im Jahre 1967 wegen Megacolon congenitum operiert wurde und im Jahre 1970 wegen neuerlicher Beschwerden zur Aufnahme kam. Es wurde eine Sphinkterotomie durchgeführt und dieses Präparat konnten wir untersuchen. Dabei fanden sich an der Muskulatur des internen Sphinkters außerordentlich eindrucksvolle Veränderungen. Die Muskelfasern in einzelnen Muskelbündeln waren abgerundet und wiesen im Zuge einer zunehmenden Atrophie beträchtliche Kaliberschwankungen auf. Diese nahezu reaktionslos ablaufende Atrophie ist in den vorliegenden Abbildungen zu erkennen. Leider waren histochemische Untersuchungen an diesen Muskel, da primär ein solcher Befund nicht erwartet wurde, nicht mehr möglich. Es erscheint uns jedoch auffallend, daß diese atrophischen Veränderungen 3 Jahre nach der ursprünglichen Operation gefunden werden und aus dem histologischen Befund zu ersehen ist, daß es sich um einen noch nicht gänzlich abgelaufenen oder zum Stillstand gekommenen Vorgang handelt. Eine Erklärung für diese Veränderung ist vorläufig noch nicht möglich (Abb. 3).

Zu den von Meier-Ruge vorgestellten drei Fällen mit Hyperplasie der Ganglienzellen im Auerbach'schen und Meissner'schen Plexus bzw. des Vorkommens von Ganglienzellen in der Mucosa, möchten wir glauben, daß es sich hier um ein Ganglioneurom handelt. Soweit aus den lichtoptischen Bildern erkennbar, handelt es sich um reife Ganglienzellen, also nicht um ein Vorstadium des Ganglioneuroms sondern um ein reifes Ganglioneurom. Derartige Neubildungen sind bisher, soweit uns bekannt, in der Literatur nicht beschrieben. Als Erweiterung der klinischen Untersuchungen würde ich vorschlagen künftighin bei dem Vorliegen solcher Veränderungen im Harn Untersuchungen zum Katecholaminnachweis durchführen zu lassen. Hiermit könnten reife von unreifen Geschwülsten dieser Art getrennt und mögliche, anderen Ortes gelegene Geschwülste gleicher Art erfaßt werden.

Literatur

Azzopardi, J. G., and D. J. Evans: Mucoprotein-containing histiocytes (Muciphages) in the rectum. J. clin. Path. **19,** 368 (1966).

Cantino, D.: An histochemical study of the nerve supply in the developing alimentary tract. Experentia **25,** 766—767 (1970).

Hüther, W.: Die Hirschsprungsche Krankheit als Folge einer Entwicklungsstörung der intramuralen Ganglien. Btr. path. Anat. **CXIV,** 161 (1954).

Zur Therapie des langen aganglionären Segmentes bei Morbus Hirschsprung

Von

H. Sauer

Chirurgische Universitäts-Klinik, Innsbruck, Österreich
(Vorstand: Prof. Dr. P. HUBER)

Mit 5 Abbildungen

Zusammenfassung

Die Ergebnisse der Therapie bei den langstreckigen und totalen Aganglionosen des Colons können unter folgenden Voraussetzungen verbessert werden:
1. Frühzeitige Colostomie bei den totalen Formen und nur kurzfristige Versuche einer konservativen Behandlung mit Frauenmilchernährung und Darmspülungen bei den subtotalen und langen Formen (GENTON).
2. Laparatomie mit Bereitschaft eines erfahrenen Pathologen für Schnellschnittuntersuchungen.
3. Ileostomie nur bei Übergreifen auf den Dünndarm, sonst Coecostomie, um die Ileocoecalklappe zu erhalten. Gleichzeitige Entfernung des Colons bis zur linken Flexur.
4. Nach der Coecostomie hat sich uns die Dünndarmzwischenschaltung zwischen Coecum und Rectum bewährt.

Summary

The Therapy of the Long Aganglionary Segment in Cases of Hirschsprung's Disease
Therapeutic results on extensive and total aganglionoses of the colon can be improved under the following conditions:
1. Early colostomy for total aganglionoses after a short-term attempt of conservative treatment with human milk and repeated enemas for subtotal and extensive aganglinoses (GENTON).
2. Laparatomy in conjunction with immediate examination of sections by an experienced pathologist.
3. Ileostomy only when the small intenstine is affected, otherwise coecostomy with retention of the ilio-colonic ring. Simultaneous removal of the colon up to the left flexure.
4. Using the small intenstine as a link between coecum and rectum after coecostomy has proved highly effective.

Einleitung

Die Häufigkeit jener Hirschsprungfälle, bei denen das aganglionäre Segment über das Sigma nach proximal reicht, wird sehr verschieden angegeben. Die meisten Mitteilungen (BODIAN, EHRENPREIS, REHBEIN u. a.) schwanken um 10%, wobei aber die Formen mit totaler Aganglionose nur einen geringen Teil davon ausmachen. RIKER andererseits berichtet unter 51 Fällen über 22 Fälle, die das Rectosigmoid überschreiten. Wir haben unter 21 Fällen 8 mal eine Aganglionose gefunden, die mindestens bis zur linken Flexur oder weiter nach proximal reichte (Tab. 1). Die Angaben der Tab. 1 basieren auf der Einteilung von PAGÉS. Er bezeichnet jene Formen als totale colische Formen, bei denen die Aganglionose vom Rectum die rechte Flexur nach proximal überschreitet. Bei den subtotalen Formen reicht die Aganglionose über die linke Flexur bis ins Transversum, und bei den langen Formen fehlen die Ganglienzellen vom Rectum bis ins Descendens.

Tabelle 1. *Fälle mit langem aganglionaren Segment 1966—1970*

	Überlebende	Exitus	Gesamtzahl
Totale Aganglionose mit Übergreifen auf Dünndarm	1	2	3
Totale Aganglionose	2	1	3
Subtotale Aganglionose	1	—	1
Langes agangl. Segment (Linke Flexur)	1	—	1
	5	3	8

Von unseren recto-sigmoidalen Fällen haben wir nur ein Kind nach einer Sigmaperforation verloren, aber 3 Kinder von den langstreckigen Aganglionosen, genauer gesagt 3 von 6 totalen Aganglionosen. Die Letalitätsangaben der letzten Veröffentlichungen zu diesem Thema zeigt Tab. 2. Bei 45 Fällen mit totaler Aganglionose wurde nur über 15 Überlebende berichtet. EDELMANN und auch GERALD kommen in Sammelstatistiken sogar auf eine Sterblichkeit von 80%. Die Frage, wie diese Ergebnisse zu verbessern seien, ist also durchaus aktuell.

Tabelle 2. *Letalität des total aganglionaren Colon bei verschiedenen Autoren*

	Jahr	Fälle	Überlebende
FRASER	1967	12	4
PAGES	1969	9	1
REHBEIN	1969	11	3
SOLTERO-HARRINGTON	1969	13	7
		45	15

Durchschnittliche Letalität 67%.

Die Antwort wird betreffen 1.) die Zeitwahl und Art der primären operativen Maßnahme, 2.) die prae- und intraoperative Diagnostik, 3.) die endgültige Operation.

Bei den meisten Formen treten bereits in den ersten Wochen Ileusattacken auf, die schließlich zum operativen Eingriff zwingen. Der Entschluß zur Operation

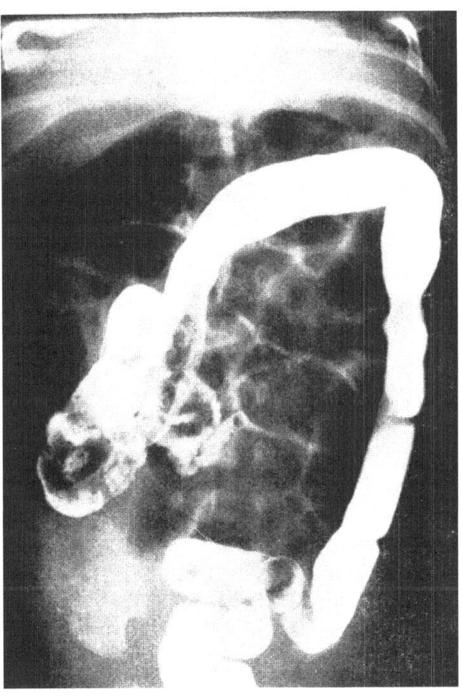

Abb. 1. Irrigoskopie von Fall 3. Aganglionose auf das Ileum übergreifend

sollte bei Verdacht auf eine langstreckige Aganglionose jedenfalls frühzeitig gefaßt werden. Kommt es erst zur Entwicklung einer Enterocolitis, so wird dadurch die Prognose entscheidend beeinträchtigt. Unseren ersten Fall mußten wir mit einer schweren Enterocolitis operieren und haben ihn letzten Endes auch deshalb verloren.

Diagnostische Probleme werden von anderen Autoren dieses Heftes eingehend erörtert. Am wichtigsten ist es, sich nicht von der Tatsache intraoperativ überraschen zu lassen und mit der Möglichkeit einer langstreckigen Aganglionose zu rechnen. Nur sehr selten wird der Kontrasteinlauf beim Neugeborenen bei totaler Aganglionose einen eindeutigen Befund ergeben (Abb. 1) [1].

---

[1] Für die Durchführung und Überlassung der Röntgenaufnahmen danke ich Herrn Prim. Dr. M. FINK (Univ.-Kinderklinik Innsbruck).

H. Sauer:

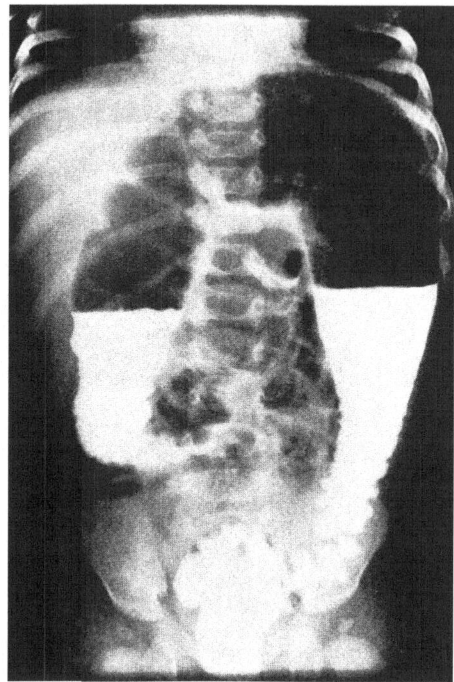

Abb. 2. Irrigoskopie von Fall 7. Aganglionose bis Mitte Transversum

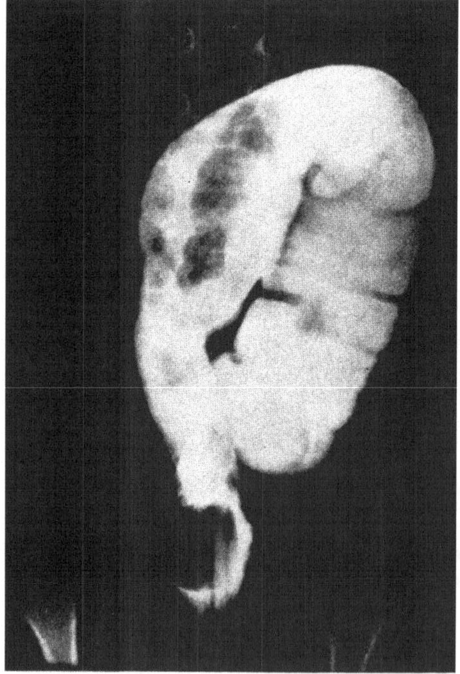

Abb. 3. Postoperativer Zustand bei Fall 7

Aber auch wenn uns das Röntgen einen scheinbar eindeutigen Befund zeigt wie in Abb. 2, kann es sein, daß das tatsächliche Vorkommen von Ganglienzellen wesentlich höher liegt. In diesem Fall waren Ganglienzellen erst im Transversum nachweisbar.

Nixon hat auf diese Täuschungsmöglichkeit besonders beim Neugeborenen hingewiesen und empfohlen, im Zweifelsfalle bei schlechtem Zustand des Kindes eine Ileostomie anzulegen.

Eigenes Vorgehen

Unsere 8 Fälle wurden in Tab. 3 zusammengefaßt.

Nach Möglichkeit versuchen wir, die Operation von Hirschsprungpatienten so anzusetzen, daß ein erfahrener Pathologe bereitsteht, um die Biopsien zu

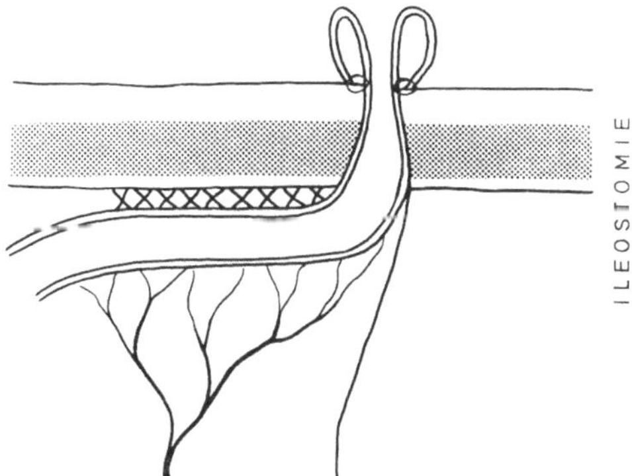

Abb. 4. Ileostomie nach Brooke

beurteilen. Dies scheint ein ganz wesentlicher Faktor für einen Erfolg zu sein. Mit der richtigen Plazierung der Colostomie, die wir in diesen Fällen nach der Nixon'schen Methode durchführen, ist das Problem bei den langen und subtotalen Formen gelöst. Die weitere Therapie unterscheidet sich nicht wesentlich von den gewöhnlichen rectosigmoidalen Fällen. Die Resektion führen wir etwa ab dem 5. Monat nach der Methode Rehbein durch (Abb. 3).

Greift die Aganglionose auf den Dünndarm über, so muß eine Ileostomie ausgeführt werden. Diese kann durch die erheblichen Flüssigkeits- und Elektrolytverluste, die Malabsorption besonders bei bestehender Enteocolitis und die Notwendigkeit einer über viele Monate gehenden parenteralen Ernährung erhebliche Schwierigkeiten verursachen. Wir führen die Ileostomie nach der Methode Brooke durch, fixieren aber den Dünndarm auch noch innen an der Bauchwand (Abb. 4).

Um die Maceration der umgebenden Haut durch auslaufenden Darmsaft zu vermindern, wird das Stoma ganz lateral angelegt, so daß die Flüssigkeit weitgehend ohne Hautkontakt ablaufen kann. Wir haben bei einem Fall von dem ausgeschalteten Colon ausgehend pericolitische Abszesse mit einer diffusen Peritonitis gesehen. Daher entfernen wir, wenn die proximale Grenze der Aganglionose feststeht, das Colon distal davon bis zur linken Flexur. Beim jungen Säugling wird dadurch die Operationszeit nicht wesentlich verlängert. Mit der Zweitoperation, der Colektomie und Ileorectostomie, warten wir, bis das Kind etwa 6 kg wiegt.

Wenn es sich um eine auf das Colon beschränkte totale Aganglionose handelt, so vermeiden wir die Ileostomie und begnügen uns mit einer endständigen

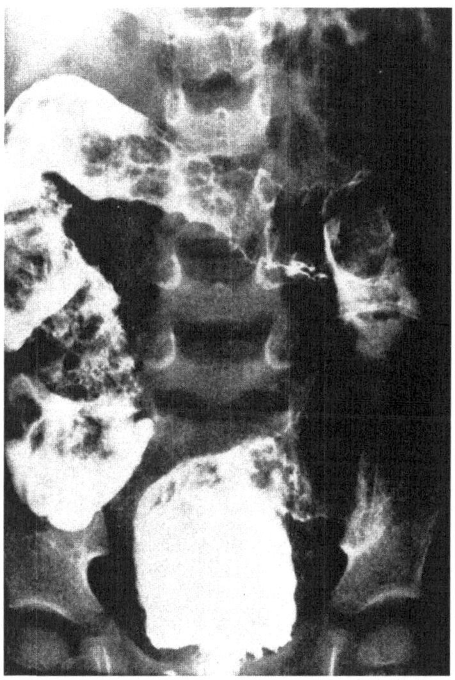

Abb. 5. Irrigoskopie $2^1/_2$ Jahre nach Dünndarmzwischenschaltung zwischen Coecum und Rectum (Fall 4)

Coecostomie. Auch dabei wird aus dem vorhin erwähnten Grund ein Großteil des Dickdarms entfernt. Durch die Erhaltung der Ileocoecalklappe aber wird der postoperative Verlauf sehr viel einfacher. Die Kinder entwickeln sich wie mit jeder anderen Colostomie. Für den normal funktionierenden Dünndarm stellt das aganglionäre Coecum keinerlei Hindernis dar. Nur einmal mußten wir doch eine Ileostomie anschließen, weil der Dünndarm zwar Ganglienzellen enthielt, aber über weite Strecken hypoganglionär war. Auch nach Ileostomie und Dünndarmschienung dauerte es 4 Wochen, bis der Darm zu funktionieren begann. Wenige Tage danach erlag das Kind einer cardialen Dekompensation bei congenitalen Vitium.

Selbstverständlich kann man aber das nicht normal funktionierende Coecum

Tabelle 3. *Fälle mit totaler, subtotaler und langstreckiger Aganglionose des Colons*

Fall Nr.	Anatom. Befund	Zusätzl. Mißbildg.	Alter b. Dg.	Ersteingriff	Weitere Op.	Resultat
1. männl.	Tot. Ag. Colon →Ileum nekrot. Enterocol.	—	4 Wochen	Ileostomie	Colektomie (pericol. Abszeß) mit 5 m	Exitus (b. Colect. m. 5 m)
2. weibl.	Tot. Ag. Colon Hypogangl. Ileum	Frühgeburt Vitium cord.	8 Wochen	Coecostomie + Drainage d. Ileum	Ileostomie Ileocoecalresekt. mit 9 Wochen	Exitus (Cardiale Dekomp. $3^{1}/_{2}$ m)
3. männl.	Tot. Ag. Colon →Ileum	—	4 Wochen	Hemicolekt. + Ileostomie Dünndarmschienung	Colectomie Ileorectostomie mit 7 m	gut
4. männl.	Tot. Ag. Colon	—	2 Wochen	Coecostomie + Hemicolekt.	Subtot. Colekt. Dünndarm-Zwischenschaltung Dünndarmschieng. 11 m	gut
5. männl.	Tot. Ag. Colon Enterovolitis	—	1 Woche	Coecostomie + Hemicolekt.	Subtot. Colekt. Dünndarmzwischenschltg. Dünndarmschieng. m. 7 m	gut
6. weibl.	Tot. Ag. Colon (außer Sigma u. Coecum)	—	7 Wochen	Colostomie (Sigma)	Colektomie Ileorectostomie 8 Wochen	Exitus
7. männl.	Subtot. Ag. bis Mitte Transv.	—	4 Tage	Hemicolekt. li + Transversorectostomie m. 6 m	—	gut
8. männl.	Ag. bis li Flexur	—	5 Wochen	Colostomie mit 3m	Hemicolekt. Transversorectostomie	gut

nicht mit dem aganglionären Rectum anastomosieren. Bei der endgültigen Operation wird daher zwischen Coecum und Rectum ein Stück Ileum zwischengeschaltet. Dadurch haben wir ähnlich wie bei der Lester-Martin'schen Operation oder dem von Lister mitgeteilten Verfahren die Reservoirfunktion, zusätzlich aber auch die Ileocoecalklappe, erhalten. Abb. 5 zeigt den Zustand von Fall 4 der Abb. 5, 2½ Jahre nach der Operation.

Literatur

1. Bodian, M., C. D. Carter, and B. C. H. Ward: Lancet I, 302 (1951).
2. Edelmann, S., L. Strauss, J. M. Becker, and E. Arnheim: Surgery 45, 667 (1960).
3. Ehrenpreis, Th.: Hirschsprung's Disease, Year Book Medical Publishers, Chicago, 1970.
4. Fraser, G. C., and A. W. Wilkinson: Brit. med. J. 1967/3, 7.
5. Genton, N. D.: Helv. paed. Acta 14, 383 (1959).
6. Gerald, B.: Amer. J. Roentgenol. 95, 230 (1965).
7. Lister, J.: J. Ped. Surg. 4, 657 (1969).
8. Nixon, H. H.: Z. Kinderchir. 3, 98 (1966).
9. Pagés, R.: Les formes coliques totales et subtotales de la maladie de Hirschsprung, Librairie Malaine S. A. Paris 1963.
10. Rehbein, F., Halsband und S. Hofmann: Dtsch. med. Wschr. 94, 708 (1969).
11. Riker, W. L.: Arch. Surg. 75, 362 (1957).
12. Soltero-Harrington, L. R., R. Garcia Rinaldi, und L. W. Able: J. Ped.Surg. 4, 330 (1969).

Anschrift des Verfassers: Univ.-Doz. Dr. H. Sauer, Chirurgische Universitäts-Klinik, A-6020 Innsbruck, Österreich.

Anastomosentechnik bei extremen
Megacolon-Megarectum-Fällen

Von

U. Schäfer

Kinderchirurgische Klinik Bremen, Deutschland
(Direktor: Prof. Dr. F. Rehbein)

Während die operativen Probleme bei der Behandlung der typischen Megacolon-congenitum-Fälle — ganz gleich, welcher Methode man sich auch bedienen mag — im allgemeinen als gelöst angesehen werden können, gibt es immer wieder Extremfälle, bei denen die herkömmliche Operationsmethodik auf Schwierigkeiten stößt. Dazu gehören die Fälle, bei denen nach Resektion des Sigma und des Rektosigmoids eine ganz erhebliche Kaliberdifferenz besteht. Da es sich bei diesen Fällen um echte Hirschsprungfälle ohne enges aganglionäres Segment (Forme anale Duhamel), mit „ultrakurzem" Segment oder um Extremfälle eines sogenannten idiopathischen Megacolons handeln kann, ist es auf einem Symposion, bei dem die speziellen Probleme des Morbus Hirschsprung besprochen werden, angebracht, auf die Technik dieser Operation einzugehen. Welcher dieser Gruppen der Einzelfall angehört, läßt sich meist anamnestisch eruieren, während die histologische Untersuchung nicht immer Klarheit verschafft. Unser Operationsvorschlag gilt nur für Kinder, bei denen das Megarectum derart extreme Ausmaße erreicht hat, daß das riesige Kotreservoir allein seiner Ausmaße wegen jede andere Behandlung illusorisch macht. Es soll jedoch kein Zweifel daran auftreten, daß das idiopathische Megacolon in der üblichen Weise konservativ zu behandeln ist.

Das Problem bei der Durchführung der Anastomose beruht auf der Kaliberdifferenz der zu anastomosierenden Darmanteile. In meiner kurzen Abhandlung soll das Problem der Anastomosentechnik bei den Megarectumfällen besprochen werden, bei denen das Kaliber des unteren zu anastomosierenden Darmanteiles bedeutend größer ist als das des oberen Darmanteiles. In den letzten beiden Jahren haben wir vier solcher Fälle mit extremem Megarectum gesehen, bei denen wir folgendermaßen vorgingen. Die Bauchhöhle wird vom Medianschnitt aus eröffnet. Das Peritoneum des Douglas wird gespalten und die oberen Haemorrhoidalgefäße werden nach Ligatur durchtrennt. Nun wird in sorgfältiger Präparation das perirektale Gewebe Schritt für Schritt ligiert und durchtrennt, bis die Rektumwand vollständig freiliegt. Die quere Durchtrennung des Rektums erfolgt am tiefstmöglichen Punkt, allerdings ohne eine extreme Tiefe zu erzwingen. Es ist schwer, hier ein genaues Maß anzugeben. Immer ist die Wand des dilatierten Rektums erheblich verdickt.

Nun werden oberes Rektum, Rektosigmoid und Sigma herausgenommen. In der Regel ist das Colon descendens schon normalkalibrig und weist auch keine Wandverdickung auf. Dadurch wird der Kontrast zu dem riesigen Kaliber des wandverdickten Rektums besonders krass und erreicht Ausmaße, die eine End-zu-End-Vereinigung technisch unmöglich machen. Deshalb wird durch eine dreieckförmige Excision aus der Hinterwand der Rektumquerschnitt dem Querschnitt des Colon descendens angeglichen. Das Ausmaß der Excision wird am Schnittrand mit Haltefäden markiert.

Die Spitze des Dreiecks reicht nach unten bis in das Sphinktergebiet hinein. Die Ränder des Rektumstumpfes werden von unten nach oben vom Lumen aus mit Einzelseidennähten, die alle Wandschichten fassen, vereinigt. Nun ist eine End-zu-End-Vereinigung von Colon descendens mit dem Rektumstumpf gut möglich. Die Beendigung der Naht erfolgt wie bei der Operation der typischen Hirschsprungfälle.

Kasuistik

Bisher haben wir diese Modifikation bei vier Kindern vorgenommen. Die Kaliberdifferenz betrug 5, 6, 8 und in einem Falle 11 cm. Die Excision aus der Rektumhinterwand und die Anastomose gelangen in allen Fällen spannungslos und ohne Schwierigkeiten. Der bei der Nachuntersuchung angefertigte Colon-Kontrasteinlauf bei drei Kindern zeigte in zwei Fällen ein sehr gutes Ergebnis. Bei einem $12\frac{1}{2}$jährigen schwachsinnigen Mädchen mit Morbus Hirschsprung, bei dem die Kaliberdifferenz 11 cm betrug, war ein kleines Kontrastmitteldepot im Bereich der Anastomose nachzuweisen. Auch das Auftreten von Temperaturen postoperativ sprach für eine umschriebene Nahtinsuffizienz. In einem Falle, bei dem eine primär-chronische Polyarthritis seit fünf Jahren mit hohen Dosen Decortin behandelt wurde, mußten wir 40 cm Rektum und Sigma resezieren. Am 10. postoperativen Tage waren wir wegen eines Ileuszustandes zur Relaparotomie gezwungen. Wir fanden eine diffuse Peritonitis, jedoch keinen Anhalt für eine Nahtinsuffizienz und legten einen Anus praeter an. Der Junge verstarb unglücklicherweise am 15. postoperativen Tage unter den Zeichen einer Sepsis.

Tabelle 1

Name	Alter/Geschl.	Beschwerden	Befund bei Op.	Kaliber Diff.		Abstand Zwickel- Anus	Besonderheiten
E. H. * 11. 10. 57 V/5110/70	13 Jahre ♂	seit Geburt eingekotet	kein enges Segment wandverdickt Darmresektion: 70 cm	prox. 6 cm	distal 14 cm	4 cm	idiopathisches Megacolon Blasenentleerungsstörung jetzt: regelmäßige Stuhlentleerungen
K. E. * 22. 8. 57 V/433/70	12½ Jahre ♀	seit frühester Jugend große Stuhlentleerungsschwierigkeiten	kein enges Segment, wandverdickt, extrem dilatiert Darmresektion: 50 cm	prox. 4 cm	distal 15 cm	2 cm	schwachsinniges Kind minimale Nahtinsuffizienz Morbus Hirschsprung jetzt: beschwerdefrei
G. G. * 21. 2. 60 V/3711/70	10 Jahre ♂	seit frühester Jugend	wandverdickt extrem dilatiert Darmresektion: 60 cm	prox. 5 cm	distal 11 cm	3 cm	idiopathisches Megacolon jetzt: regelmäßige Stuhlentleerungen
B. R. * 14. 5. 64 V/5384/70	6½ Jahre ♂	seit dem 3. Lebensjahr	kein enges Segment wandverdickt Darmresektion: 40 cm	prox. 3 cm	distal 8 cm	2 cm	Decortin-Medikation seit 1965 wegen PCP Anus praeter am 10. postoperativen Tage. Peritonitis. Exitus letalis am 15. postoperativen Tage idiopathisches Megacolon.

Diskussion

Drei Kinder sind nach einer derartigen Resektion und Anastomose beschwerdefrei. Bei diesen Kindern war bis auf eine divertikelartige Aussackung im Anastomosenbereich bei dem schwachsinnigen Mädchen der postoperative Heilungsverlauf glatt. Der unglückliche Ausgang im 4. Falle legt den Gedanken nahe, daß die Technik mit besonderen Gefahren verbunden ist, denn bei unseren üblichen intraabdominellen Resektionen und Anastomosen haben wir solche Komplikationen nie gesehen. Wir sind daher zu dem Schluß gekommen, daß wir bei derart extremen Megarectumfällen bei der Operation eine Colostomie im Colon transversum anlegen, die sehr rasch wieder beseitigt werden kann. Die kurze Beobachtungszeit genügt noch nicht, diese Methode für solche Extremfälle uneingeschränkt zu empfehlen. Immerhin sind die Resultate bei den drei überlebenden Fällen sehr ermutigend. Angesichts der erheblichen Problematik der Behandlung solcher glücklicherweise seltenen Fälle — und nur für solche kommt dieses Vorgehen in Betracht — scheint jedoch das höhere Risiko, das man offensichtlich eingeht, vertretbar zu sein.

Für leichtere Fälle mag die Sphinkterektomie, wie sie 1962 bzw. 1965 von Bentley und Duhamel empfohlen wurde, auszureichen, obwohl wir damit allein keine Erfolge gehabt haben. Für solche Fälle, wie die beschriebenen, kommt nur eine operative Beseitigung bzw. wirksame Verkleinerung des Kotreservoirs in Betracht.

Anschrift des Verfassers: Dr. U. Schäfer, Kinderchirurgische Klinik Bremen, D-28 Bremen, Deutschland.

Zur Anastomosentechnik bei Morbus Hirschsprung

Von

A. Koch

Kinderchirurgische Klinik Bremen, Deutschland
(Direktor: Prof. Dr. F. Rehbein)

Bei der intraabdominellen Resektion, wie wir sie in Bremen durchführen, begegnet man häufig der Schwierigkeit, erheblich differierende Darmkaliber anastomosieren zu müssen. Dies gelingt in der Regel durch die entsprechende Nahttechnik. Bei extremen Differenzen haben wir jedoch das Prinzip der Lumenverschmälerung durch Resektion eines dreieckigen Wandanteiles, wie Herr Schäfer sie für das Megarektum vorgetragen hat, in umgekehrter Weise auch für den proximalen Colonabschnitt angewandt. Dieses Vorgehen benutzen wir auch bei Dünndarmatresien sowie im Falle einer Anuspraeter-Rückverlagerung.

In Fällen von erheblicher Dilatation des proximalen Colonabschnittes resezieren wir antimesenterial einen im Durchschnitt 8—10 cm langen Zwickel. Die hierdurch erzielte trichterförmige Verschmälerung des Darmabschnittes gestattet danach eine bequeme Anastomosierung mit dem verbleibenden Rektumstumpf. So sind wir seit 1959 19 mal vorgegangen und haben damit gute Ergebnisse erhalten. In keinem der Fälle sahen wir eine Nahtinsuffizienz. Vor allem war der gefährdete Bereich, in dem Quer- und Längsnaht aufeinanderstoßen, stets suffizient geblieben.

Die Breite des Anwendungsbereiches dieses Verfahrens möge einer unserer Fälle verdeutlichen: Ein knapp $2\frac{1}{2}$ Jahre alter Junge, bei dem kurz nach der Geburt in einer auswärtigen Klinik eine intraabdominelle Resektion wegen eines M. Hirschsprung vorgenommen war, kam wegen mit Subileuszuständen einhergehender Obstipation wiederholt zur stationären Aufnahme. Dabei ergab die rektale Untersuchung einen etwas straffen Sphinktertonus, jedoch keinerlei Anhalt für eine Stenose im Anastomosenbereich. Die zuletzt angefertigte Colon-Kontrastdarstellung zeigte über einem relativ schmalen Rektumanteil einen ca. handbreiten, das Anastomosenniveau siphonartig überragenden Colonanteil, der bis zur Flexura lienalis hinaufreichte.

Diesem Befund entsprach bei der daraufhin vorgenommenen Op. ein hochgradig dilatierter und wandverdickter Dickdarm oberhalb der Anastomose. Es wurde daher dicht unterhalb der alten Naht das Rektum durchtrennt, die nach proximal anschließenden 5 cm reseziert und wegen des großen Kaliberunterschiedes ein etwa 15 cm langer Zwickel auf der antimesenterialen Seite exzidiert. Die auf solche Weise erreichte Kaliberangleichung gestattete nun eine End-zu-End-Anastomose in üblicher Form. Die bisherige Nachbeobachtung bis zu 1 Jahr nach der Operation ergab seither geregelte Stuhlentleerungen und völlige abdominale Beschwerdefreiheit.

Möglicherweise wäre der Zweiteingriff vermeidbar gewesen, wenn die genannte Art des Vorgehens primär wahrgenommen worden wäre. Grundsätzlich kann dieses Verfahren nur in jenen Fällen zur Anwendung kommen, in denen ein größerer Colonabschnitt von Dilatation und Wandverdickung betroffen ist. Beschränkt sich, wie üblicherweise, die Dilatation auf Sigma und unteres Descendens, so erhält man hier schon ohne die obige Exzision ein anastomosenfähiges Kaliber, allein durch eine mehr oder weniger ausgedehnte Resektion.

Anschrift des Verfassers: Dr. A. Koch, Kinderchirurgische Klinik, Bremen, D-28 Bremen, Deutschland.

2. Fortschritte der Inkontinenzbehandlung

Possibilities in the Treatment of Anal Incontinence

By

H. H. Nixon, London

Summary

Continence is a complex ability; therefore incontinence may be the consequence of
of inadaequacy of different factors.

Continence must fulfil two conditions:

1. To delay passages of stools to a socially acceptable time (effect of the striated Puborectalis-muscle).
2. Avoidance of leakage of stool in the meantime (effect of smooth muscles).

The other factors which achieve normal continence are: The resilience of the analcanal and his mucosal folds, the internal and external anchorage of ano-rectum, producing
the ano-rectal angle and the presence of a normal instrinsic and extrinsic nerve supply.

In respect of this circumstances 7 points in treatment of incontinence are important:

1. Inertia rectalis: Therapy: Wash-outs, dilatation, training.
2. Wrong Path of rectum after pull-through: Therapy: Rerouting (KIESEWETTER).
3. Inadecquate puborectalis-action: Therapy: Liberation and plication of the levator.
4. Wrong anchorages (ventral displacement of anus): Therapy: Perineoplasty.
5. Inadaequacy of all muscle activity: Therapy: Gracilis-plasty (PICKRELL).
6. Automatic rectum: Therapy: Longitudinal myotomy.
7. Inelastic anal canal: Therapy: Pararectal insertion of silastic spronge.

Zusammenfassung

Behandlungsmöglichkeiten von Analinkontinenz

Einleitend wird festgestellt, daß die Kontinenz eine Fähigkeit ist, die aus verschiedenen Faktoren aufgebaut ist und daß daher die Inkontinenz die Folge einer unausgeglichenen oder mangelhaften Funktion verschiedener Faktoren sein kann. Daher ist es
unmöglich mit einer Maßnahme alle Fälle zu korrigieren.

Die Funktion der Kontinenz muß zwei Bedingungen erfüllen:

1. Die Fähigkeit die Stuhlpassage willkürlich hinauszuschieben (durch die quergestreifte Beckenbodenmuskulatur).
2. Das Vermeiden von Verlust kleiner Stuhlmengen zwischen den Perioden von Aktivität
   des Rektums (durch den glatten Sphincter ani internus).

Die Faktoren, die eine normale Kontinenz erzielen, sind:

1. Die elastische Beschaffenheit der Wand des Analkanales mit längsverlaufenden
   analen Schleimhautfalten den Columnae anales des unteren Rektum.

2. Die Verankerung des Ano-rektum, äußere und innere Verankerung, die in erster Linie den Ano-rektalen Winkel ergeben.

3. Die normale äußere und innere Nervenversorgung inclusive der Sensibilität oder Empfindlichkeit für rektale Dehnung im oberen Analkanal (dieses ist anscheinend von besonderer Bedeutung für die ausreichende erlernte Kontinenz von vielen paraphlegischen Kindern mit Myelomeningocele) sie haben keine willkürliche Sphincteraktivität, aber der Tonus des internen Sphincter und sein Reflex sind erhalten.

Durch Berücksichtigung dieser Umstände kommt für die Behandlung der Inkontinenz bei folgenden Zuständen verschiedenes in Frage.

1. bei Inertia rectalis.

Durch einen starren oder stenotischen Analkanal, der die rektale Dehnung verhindert und zu einer Überfließinkontinenz führt: mechanische Dilatation mit Einläufen und willkürliche Defaekationsübungen bis die entsprechende regelmäßige Entleerung erlernt wird.

2. Wiederherstellung des normalen Weges (Rerouting), wenn nach Operation wegen Analatresie der Rektumrest nicht vor der Puborektalisschlinge herabgebracht wurde. In diesen Fällen muß das Rektum vor die Puborektalisschlinge gebracht werden.

3. Ungenügende Puborektalisaktion (Puborektalisschlinge zu schwach): es muß eine Plikation der Puborektalisschlinge hinter dem Anus durchgeführt werden.

4. Fehler der Verankerung (Anus vestibularis, vestibuläre Fistel): nach Rückverlagerung des Anus die Levatorschlinge vor dem Anus vernähen (Aufbau des Perineum).

5. Insuffizienz des gesamten muskulären Beckenbodens: Grazilisplastik nach Pickrell. Versuche mit implantierten Schrittmachern haben keine guten Ergebnisse gezeitigt. wegen lokaler Gewebsreizung durch Elektrolyseeffekte.

6. Das automatische Rektum (Reizbeantwortung schon auf kleine Stuhlmengen; Überaktivität des Rektums): Längsmyotomie.

7. Unelastischer Analkanal (der dilatierte Analkanal kann nicht kollabieren, Austritt von geringen Stuhlmengen und dünnem Stuhl): Unterfütterung des perirektalen Gewebes mit Silastikschwammgewebe.

Allgemeines:

1. Viele Kinder die im Alter von 5—6 Jahren noch inkontinent sind, werden sozial genüged kontinent mit 8—10 Jahren, wenn sie genügendes Verständnis für die entsprechende Kooperation haben.

2. Eine sorgfältige Durchführung der Primäroperation und ebenso eine sorgfältige Nachbehandlung sind wirksamer als Sekundäreingriffe.

Continence is a complex ability and incontinnece may be the consequence of inadequacy of different factors. Hence it is unlikely that there will be a single means of correcting all cases. It is necessary to describe these factors in continence before considering how to correct the deficiencies.

G. Willital of Erlangen has reviewed a consecutive series of 300 anorectal anomalies ('imperforate anus') in my unit using the American Academy of Pediatrics pro forma and grading, and I am greatly indebted to him.

There are two parts to continence. First is the ability to delay the passage of stools when a faecal bolus enters the rectum so that it can be passed at a socially acceptable time. This is achieved by the striated muscle complex of puborectoanalis sling and external sphincter acting over a brief period of 30 seconds or so. Second is the avoidance of leakage of stool between periods of rectal activity.

This is achieved by the persistent tonus of the internal smooth muscle sphincter. The sphincter is aided by the resilient texture of the wall of the anal canal, and also by the loose attachmet of the mucosa of the anal columns and lower rectum which enables the canal to close in a stellate manner so that a small force can produce a great increase in resistance. Measurements with a very small balloon in the anal canal show that a pressure of over 40 cm water is necessary to open the canal ('the yield pressure'). Clinical observations suggest that this zone needs to extend over a length of at least 2 cm to be effective.

The 'anchorages' of the anorectum are also necessary to allow these motor mechanisms to be effective — the intrinsic anchorage of the 'coat tails' extending from the conjoint longitudinal coat of the rectum and the extrinsic anchorages of which the perineal body and anococcygeal raphe are most important. They give fixed points from which muscles may act, and retain the anorectal angle which potentiates the action of the sling fibres.

These mechanisms can only be effective in the presence of a normal extrinsic and intrinsic nerve supply including rectal distension sensation and tactile sensation in the upper anal canal. In this respect mention should be made of the adequate learned continence achievied by many paraplegic children with spina bifida. They have no voluntary sphincter activity but the tonus of the internal sphincter and its reflex are preserved. Thus they avoid the persistent leakage of many cases of operated rectal agenesis ('high imperforate anus') in which the internal sphincter is deficient even though puborectalis may be satisfactorily preserved. Examinations of our patients by J. Long have shown a close correlation between a yield pressure of more than 40 cm water and adequate continence. Defaecation can be stimulated by voluntary effort with or without aperients, suppositories or enemas, but an internal sphincter or substitute is necessary to avoid persistent leakage of stool.

Control of Incontinence

1. Rectal Inertia

This may be due to a stiff or stenotic anal canal causing rectal distension and inertia resulting in overflow incontinence. Dilatation followed by rectal washouts completely to evacuate the rectum are first needed. Then a regime of regular voluntary efforts to defaecate, with or without aperients, suppositories or enemas, may achieve an abnormal learned voluntary continence which is socially acceptable, and preferable to a colostomy. Such a regime may still be necessary after operation for a high anomaly.

2. Re-Routing

If the bowel has been brought through the pelvic floor behind the puborectalis sling further operation to re-route it anteriorly is indicated. In our series

those patients with anorectal agenesis operated by a method allowing visualisation
of the puborectalis sling achieved a "satisfactory" continence in 92% but in those
in which the sling was not seen only 33,7% were "satisfactory".

3. Inadequate Puborectalis Action

Even if the bowel is brought through the levator floor at the correct point,
over dilatation of the passage or lack of normal anchorage of the "anal canal"
may cause inadequate cut off. In these circumstances a levatorplasty is indicated.
We have developed a procedure which combines the posterior liberation of the
levator described by Kottmeier with the levator plication described by Gross.
Attempts to increase the mucosal plug effect as described by Shurinok have not
yet been successful in our hands.

4. Anchorages

In some of the low anomalies such as the vestibular anus or vestibular
fistula the levator may be ineffective due to inadequacy of the perineal body.
In these a perineal approach can be used to draw together the levator elements in
front of the anus to reconstruct a perineal body. In other anterior displacement
anomalies the anus may have been inadequately cut or transposed backwards.
Then a defaecation block arises due to the force of rectal contraction being exerted
on the pelvic floor behind the anus. In such cases a cutback or further transplantation should be added to the reconstruction of a perineal body.

5. Inadequacy of All Muscle Activity

In such children an attempt was made to introduce an adequate muscle by
gracilis transplantation following the method of Pickrell. The results in four
imperforate anus were unsatisfactory except in one case. This may have been
related to a technical fault in adjusting the tightness of the sling. I thought it more
likely due to the inability to maintain a persistent contraction in striated muscle
and that the successful case could be attributed to the passive static effect of
the cushion of muscle around the anus improving the resilience of the canal and
the anorectal angle.

I, therefore, added the use of an implanted pacemaker controlled by an
external radio transmitter (Devices Implants, Ltd.). The device was implanted
subcutaneously in the right iliac fossa and the electrodes were led down the thigh
and placed adjacent to the motor point of the gracilis. This produced four more
successes but three were unsuccessful for technical reasons — weak squeeze from
the muscle or development of necrosis and abscess at the site of the electrodes.
The latter may have been related to an electrolytic effect. The stimulator delivers
unidirectional pulses. Bidirectional pulses might avoid this — and an intermittent
stimulation might produce a more effective contraction in the long run.

It may be of interest to mention of a boy treated by gracilis transplant for incontinence following a gunshot wound of the perineum. He developed excellent continence with only a slight tendency to a mucous leak within weeks and is now a healthy farmer 12 years later. It may be assumed that his acute anal canal sensation and anal canal resilience were unaffected and the transplant formed a good substitute for the voluntary sphincter activity.

6. The Automatic Rectum

Investigation of some of the incontinent children has shown that a bolus as small as 20 or 30 ml in the rectum would cause a vigorous rectal contraction wave of 100 cm water on more. Clearly this abnormal activity would overcome quite a good sphincter. In two cases I have performed a longitudinal myotomy of the rectum according to Reilly's technique for diverticulosis in adults. Moderate improvement has been observed in one, but I think a more radical procedure will be necessary to enlarge the rectal reservoir.

7. Inelastic Anal Canal

Post-operative fibrosis around the anorectum or congenital anorectal fibrosis canproduce a situation in which adequate dilatation to avoid obstruction leaves a canal which cannot collapse and close firmly enough to prevent leakage. Attempts to plicate the canal failed as they reproduced a stenosis by adherence to surrounding tissues. In one case recently I have attempted to avert this dilemma by inserting a piece of silastic sponge around the rectum between it and the levator floor, to restore resilient closure. In the short term this simple procedure appears beneficial.

Two general observations should be made. First is to reiterate the observations of Partridge and Gough on an earlier series from our Hospital. Many children who are incontinent at 5 or 6 years of age become socially adequately continent by 8 or more years of age, when their voluntary cooperation in the management of their deficient sphincter mechanism increases. On the other hand if one fails one must not persist until the child is psychologically too distressed before accepting the fact that one has failed and recommending a colostomy.

The second point is that careful performance of the primary operation and diligence in aftercare are more effective than secondary procedures. Of 171 cases primarily treated in my unit 36% of the high anomalies hat excellent results and 58% were satisfactory, leaving only 6% unsatisfactory. Our results with cases treated secondarily after primary operation elsewhere were only 26% excellent and 54% satisfactory. 20% remained unsatisfactory. (As would be expected the results for low anomalies were much better, mainly with simple surgery by Denis Browne's "cutback". 93% are excellent and 7% are satisfactory).

References

Gross, R. E.: An Atlas of Children's Surgery, p. 44. Phila.: W. B. Saunders Co., (1970).
Kottmeier, P. K., and R. Dziadiw: J. Pediat. Surg. **2,** 111 (1967).
Partridge, J. P., and M. H. Gough: Brit. J. Surg. **49,** 37 (1961).
Pickrell, K. L., T. R. Broadbent, W. Masters, and J. T. Metzgei: Ann. Surg. **135,** 853 (1952).
Reilly, M.: Brit. J. Surg. **53,** 859 (1966).
Shurinok, A. R.: Quoted by Sitkowsky, N. B. Khurirgiya **60,** 80 (1966).

Author's address: Dr. H. H. Nixon, The Hospital for Sick Children, Great Ormond Street, London, W. C. 1., Great Britain.

Die Gracilis-Plastik in der Behandlung der Inkontinentia alvi

Von

W. Ch. Hecker

Kinderchirurgische Klinik der Universitäts-Kinderklinik München
im Dr. von Haunerschen Kinderspital, München, Deutschland
(Direktor: Prof. Dr. W. Ch. HECKER)

Mit 1 Abbildung

Zusammenfassung

Die Voraussetzung einer erfolgreichen myokinetischen Sphinkterersatzplastik sind eine ausreichende Intelligenz des Patienten, ein nicht stenosierter Analkanal, kein Megacolon und keine neurologischen Ausfälle im Bereich des Beckens und der unteren Extremität.

Zur Plastik hat sich besonders der m. gracilis bewährt. Die eigenen Erfahrungen ruhen auf jetzt 20 Patienten, die wegen einer Inkontinentia alvi nach Anal- und Rectumatresie mit einer myokinetischen Sphinkter-Ersatzplastik versorgt wurden. Spätergebnisse lauten: keine Besserung wurde bei 4 Kindern erreicht, zweimal waren die Patienten zum Zeitpunkt der Operation noch zu jung; eine deutliche Besserung wurde bei 4 Kindern erreicht, in 12 Fällen ist das Spätergebnis als gut zu bezeichnen. Damit konnte bei insgesamt 16 Patienten ein positiver Effekt erreicht werden.

Summary

Gracilis Transplants in the Treatment of Incontinentia alvi

The prerequisites for a successful myocinetic sphincter transplant are a sufficient level of intelligence in the patient, no stenosis in the anal canal, no megacolon and no neurological symptoms in the pelvic area and lower extremities.

The m.-gracilis has proved extremely successful in transplantant. The authors experience is based on 20 patients who received a myocinetic sphincter transplant because of incontinentia alvi following anal and rectal atresia. The long-term results were: four children showed no remission, two being too young at the time of operating; definite improvement in four children and good results in twelve cases. This means that a positive result was achieved for sixteen patients.

Statistiken der letzten Jahre haben gezeigt, daß mit 5—30% vollständiger Inkontinenz nach Operationen von Anal- und Rektumatresien zu rechnen ist. Um in der Behandlung dieser Patienten den richtigen Weg einzuschlagen, müssen folgende Punkte geklärt werden:

1. Ist eventuell durch vorausgegangene Operationen — Versuch von perineal her eine hohe Atresie zu korrigieren — die Beckenbodenmuskulatur zerstört worden? Durch digitale Austastung des Rektums in Kombination eventuell mit Manometrie und Elektromyographie kann diese Frage eindeutig beantwortet werden.

2. Befindet sich nach einer Durchzugs-Operation der durchgezogene Enddarm eindeutig in der Puborektalschlinge des M. levator ani? Auch diese Frage kann durch digitale Austastung des Enddarmes eindeutig geklärt werden.

3. Ist die Ursache der Inkontinenz eventuell eine Analstenose und die Inkontinenz Ausdruck einer sogenannten Überlaufinkontinenz? Auch hier gibt die digitale Palpation des Anus und Rektums Auskunft.

4. Besteht ein sogenanntes sekundäres Megacolon, etweder hervorgerufen durch eine Analstenose oder entstanden durch eingedickte Kotballen, die oft zu überfaustgroßen Kotsteinen führen können, dann als Stenose wirken und Ursache zur Megacolonbildung sind. Die digitale Untersuchung und der Colonkontrasteinlauf lassen hier die richtige Diagnose erkennen.

5. Hat der Patient bereits ein Alter erreicht, in der eine mögliche Inkontinenz sicher gegenüber einem verlängertem frühkindlichen Einschmutzen abgegrenzt werden kann? Ferner ist zu klären, ob eine Debilität als Ursache der Inkontinenz ausgeschlossen werden kann.

6. Haben die Eltern sich ihrem fehlgebildeten Kind gegenüber richtig verhalten, haben sie mit dem Kind trainiert? Die Beantwortung dieser Frage ist außerordentlich wichtig, insbesondere muß bei Heimkindern versucht werden zu klären, ob die notwendige Sorgfalt in der Erziehung zur Sauberkeit bei dem kleinen Patienten sachgemäß durchgeführt wurde.

7. Bestehen neurologische Ausfälle im Bereich des Beckens und der unteren Extremität? Diese Frage ist besonders für die eventuell zu diskutierenden Sphinkterersatz-Operationen wichtig. Es muß hier eindeutig gewährleistet sein, daß der zur Transplantation vorgesehene Muskel eine intakte Innervation besitzt.

Durch die Klärung der eben angeführten Punkte und Beantwortung der in ihnen enthaltenen Fragen läßt sich unsere Indikation zur Ausführung einer Gracilis-Plastik der Inkontinencia alvi ableiten:

1. Der Patient darf nicht debil sein und muß ein Alter erreicht haben, in dem die Mitarbeit zum Umtrainieren des transplantierten Muskels gewährleistet ist, etwa 8—10 Jahre.

2. Bei bestehendem Megacolon muß dieses vorher korrigiert sein.

3. Bei einer vorhandenen Analstenose muß diese vorher korrigiert sein.

4. Eine myokinetische Sphinkterersatz-Plastik ist nicht indiziert, wenn der durchgezogene Enddarm sich nicht innerhalb einer noch vorhandenen Levatorschlinge

befindet; hier ist der Enddarm so zu verlagern, daß er innerhalb der Muskulus-Puborektalisschlinge zu liegen kommt.

Warum verwenden wir den Muskulus gracilis zur Myokenetischen Sphinkter-ersatz Plastik? Frühere eigene Erfahrungen haben gezeigt, daß die Technik von SHOEMAKER gleich gute Resultate zeigt. Hier ist es aber notwendig, aus jedem M. glutaeus maximus ein Muskelfascienbündel zu präparieren, um das Rektum zirkulär mit Muskulatur zu umgeben. Diese Operation ist wesentlich eingreifender als eine Gracilsplastik, dauert sehr viel länger, ist technisch schwieriger und geht meist mit einem nicht unerheblichen Blutverlust einher.

Die Gracilis-Plastik dagegen ist technisch einfacher, die Operation wesentlich schneller durchzuführen und man verwendet nur einen Muskel, der zirkulär um das terminale Rektum herumgelagert werden kann.

Als Operationsvorbereitung hat sich bewährt, daß die Krankengymnastin vor dem Eingriff mit dem Patienten die Übungen eintrainiert, die später zum Umfunktionieren des transplantierten Muskels notwendig sind, insbesondere muß der Patient an die elektrischen Reizbehandlungen gewöhnt sein. Viele Kinder haben vor der elektrischen Reiztherapie große Angst, die sie nur langsam ablegen.

Unsere Operationstechnik hält sich im wesentlichen an das seinerzeit von PICKRELL angegebene Verfahren. Auf 4 Punkte ist besonders zu achten:

1. Daß peinlich genau der craniale Anteil des Muskels präpariert wird, um hier nicht das von medial kommende Gefäßnervenbündel zu lädieren. Denn nur die Intaktheit dieser Gebilde gewährleistet die spätere Funktion des Muskels. Mit dem elektrischen Reizgerät läßt sich der Nerv gut identifizieren.

2. Beim Mädchen ist oft praktisch kein Damm vorhanden, Anus und Rektum sind nur durch eine schmale Hautbrücke getrennt. Hier muß ungemein sorgfältig und schonend präpariert werden, um weder Rektum noch Vagina bei der notwendigen Tunnelierung für das Bett des zu transplantierenden Muskels zu verletzen.

3. Der verlagerte Muskel muß, ehe er am Tuber ossis ischii fixiert wird, eine richtige Spannung haben. Er darf weder zu fest noch zu locker um den Anus herumgeschlungen werden. Uns hat sich hier bewährt, den Zug so zu dosieren, daß der in das Rektum eingeführte Finger deutlich den Zug des Muskels verspürt und daß nach Zurückziehen des Fingers der After sich verschließt.

4. Wichtig erscheint uns auch, das Wundgebiet zu drainieren mit Redondrainagen und eine Antibiotkaprophylaxe gegen Colikeime durchzuführen, da ja bei offenen Wunden der Operateur das Rektum palpiert. Ferner hat sich bewährt, die Incisionen in der Nähe des Anus wasserdicht nach Nahtverschluß mit einem Gewebekleber zu versorgen. Die Beine des Patienten werden nach guter Polsterung für 10 Tage miteinander fixiert, um eine Abduktion zu vermeiden.

In der postoperativen Behandlung muß einmal darauf geachtet werden, daß nicht eventuell durch Schwellung oder Entzündung des transplantierten Muskels eine Analstenose entsteht, die dann bougiert werden muß. Die krankengymnastische Übung beginnt 10 Tage nach der Operation durch elektrische Reizungen des transplantierten Muskels und aktive Anspannungsübungen. Die Krankengymnastin kontrolliert Effekt beider Maßnahmen durch den ins Rektum eingeführten Finger. Eine richtige Diät muß verhindern, daß einmal der Stuhl nicht zu sehr eingedickt ist, zum anderen auch vermeiden, daß er zu dünnflüssig ist. Die Patienten werden angewiesen, alle 3—4 Stunden die Toilette aufzusuchen, um sich zu entleeren, was in einer sogenannten Strichliste kontrolliert wird.

Bei der Erfolgsbeurteilung myokinetischer Sphinkterersatz-Plastiken muß als erstes herausgestellt werden, was überhaupt von einem derartigen Eingriff erwartet werden kann. Die normale Kontinenz ist ein wohl koordiniertes Zusammenspiel mehrerer Komponenten: Die Sensorik registriert den Füllungszustand des Rektums und gibt ihre Impulse über afferente Nervenbahnen zum Rückenmark und Gehirn, von dort aus laufen über efferente Bahnen die notwendigen Impulse zum muskulären Endorgan des Beckenbodens und des Schließapparates. Wir können also das Kontinenzgeschehen in 4 wesentliche Komponenten unterteilen: die sensorische, die sensible, die zentrale und die muskulär-motorische. Eine myokinetische Ersatz-Plastik kann nur die motorische Komponente der Inkontinenz korrigieren. Also auf keinen Fall den so ungemein wichtigen sensorischen Abschnitt der Kontinenz beeinflussen.

Ferner muß man sich daran erinnern, daß im Kontinenzgeschehen zwei Funktionsgruppen (Nixon) zu unterscheiden sind: Die erste umfaßt die willkürlichen Muskeln des Kontinenzapparates: Den M. puborektalis und den Sphinkter ani externus; dieser willkürlich zu betätigende Teil des Sphinkters kann nur kurze Zeit, höchstens wenige Minuten angespannt werden. Diese Funktionsgruppe besitzt nach Nixon die Fähigkeit, den Stuhlgang zu verzögern, wenn ein Bolus in den Rektumabschnitt eintritt, so daß er dann zu einer passenden Zeit abgesetzt werden kann. Die zweite Funktionsgruppe, die aus der glatten Muskulatur des Sphinkter ani internus besteht, ist in der Lage, letztlich wohl durch das Fehlen von Ganglienzellen, einen Dauertonus zu erzeugen und damit das Rektum permanent zu verschließen. Damit ist gewährleistet, daß das Rektum dauernd luft- und wasserdicht nach außen hin verschlossen ist und kein Stuhl zwischen den Perioden sogenannter rektaler Aktivität verloren wird.

Von den eben genannten 2 Funktionsgruppen kann ein transplantierter M. gracilis nur die Aufgabe der ersten Gruppe übernehmen. Interessant in diesem Zusammenhang ist aber die Aussage der Fritz'schen Untersuchungen, daß der verlagerte M. gracilis im gewissen Sinne auch die zweite Funktionsgruppe zumindest andeutungsweise übernehmen kann: Fritz wies nach, daß Retentionseinläufe nach Gracilis-Plastik ohne Schwierigkeiten über einen längeren Zeitraum gehalten werden können, was besagt, daß die längere Kontraktion des quergestreiften Muskels mit den unbedingt notwendigen Erholungsphasen — vielleicht nur von einigen Sekunden Dauer — dem Effekt der permanenten Kontraktion der glatten Muskulatur des Sphinkter ani internus funktionell gleichkommt. Weiter ist in diesem Zusammenhang bedeutsam, daß BRANDESKY elektromyographisch den Nachweis erbrachte, daß der transplantierte M. gracilis seine Kontraktilität behält und daß er umfunktioniert wird. Letzteres konnte dadurch belegt werden, daß nach Luftinsufflation in das Rektum elektromyographisch sofort eine Zunahme der Aktivität des transplantierten M. gracilis registriert wurde in der

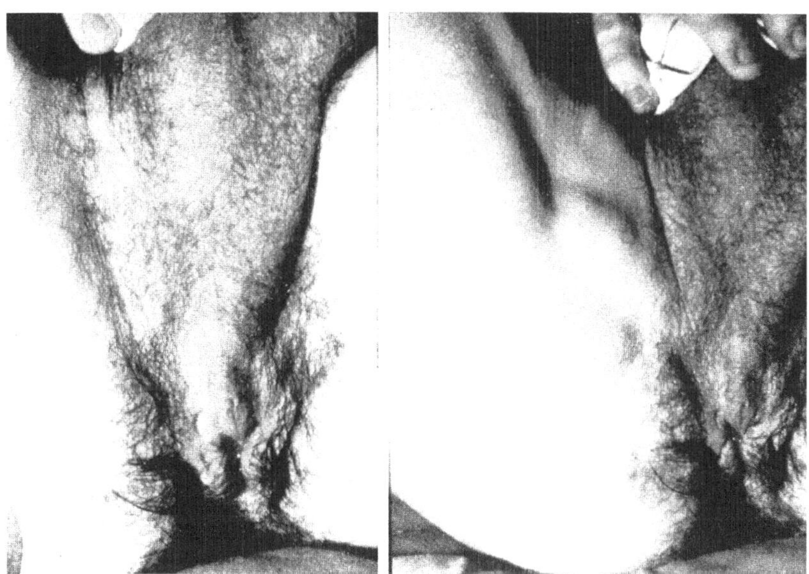

Abb. 1. Postoperative Situation bei einem 17jährigen jungen Mann mit Inkontinentia alvi nach abdomino-perinealer Durchzugsoperation. Versorgung durch den M. gracilis der rechten Seite. Links: Zustand in Ruhe, der After klafft leicht. Rechts: Kontraktionsphase, man sieht in der rechten Leiste zum Anus hin deutlich den kontrahierten Wulst des transplantierten M. gracilis, der Anus ist geschlossen

gleichen Weise, wie die Luftfüllung des Rektums bei einem Normalen eine sofortige Aktivitätszunahme des Sphinkterapparates bewirkt.

Die Abb. 1 soll demonstrieren, wie ausgezeichnet ein transplantierter M. gracilis in der aLge ist, den After zu verschließen. Das Bild läßt auch deutlich den Muskelwulst des kontrahierten Gracilis erkennen.

Das eigene Krankengut umfaßt jetzt 20 Patienten, die wegen einer Inkontinencia alvi nach Anal- und Rektumatresie Operationen mit einer myokinetischen Sphinkterersatz-Plastik versorgt wurden. 4 Kinder wurden nach dem Verfahren von SHOEMAKER und 16 mit der Gracilis-Plastik nach PICKELL operiert. Zwei intraoperative Komplikationen wurden registriert, jeweils bei Mädchen, bei denen Rektum und Anus unmittelbar übereinander mündeten, kam es bei der Präparation des innig verwachsenen Rektums von der Vagina zu einer Perforation einmal des Mastdarms und einmal der Scheide. Postoperativ mußten wir in einem Fall einen Abszeß indizieren. In drei Fällen traten Stenosen durch den transplantierten Muskel auf, die bougiert wurden. In zwei dieser Fälle war die oben beschriebene Vaginal- und Rektumverletzung sicher Ursache der Stenose.

Unsere Spätergebnisse beurteilen wir wie folgt: Keine Besserung wurde bei 4 Kindern erreicht. Zweimal waren die Patienten zum Zeitpunkt der Operation noch zu jung. In einem Fall handelte es sich um ein 10jähriges debiles Mädchen und bei dem letzten Fall um ein Heimkind: Hier spielen möglicherweise auch Erziehungfehler mit eine Rolle.

Als deutlich besser wurde die Situation bei vier Kindern angesehen und in 12 Fällen ist das Ergebnis als gut zu bezeichnen. Damit konnte also insgesamt bei 16 Patienten ein positiver Effekt der myokinetischen Sphinkterersatz-Plastik registriert werden. Wir wollen feststellen, daß wir mit diesen Ergebnissen außerordentlich zufrieden sind.

Literatur

Brandesky, G.: Elektromyographische Untersuchungen der Gracilisplastik nach Pickrell. Z. Kinderchir. **9**, 220 (1970).

Fritz, W.: Vortrag 3. Kinderchirurgisches Symposion der Sektion Kinderchirurgie in der Gesellschaft für Chirurgie der DDR. Saßnitz-Greifswald 6.—7. 4. 1970.

Hecker, W. Ch., und R. Daum: Operative Möglichkeiten und Ergebnisse in der Therapie inkontinenter Patienten nach Atresia ani et recti. Münch. med. Wschr. **111**, 2202 (1969).

Pickrell, K., N. Giorgiodse, E. F. Richard, and F. Morris: Gracilis muscle transplantation for the correction of neurogenic rectal incontinence. Surg. Clin. N. Amer. **39**, 1405 (1959).

Shoemaker, J.: Un nouveau procédé operatoire pour la reconstitution du sphincter anal. Sem. méd. (Paris) **29**, 160 (1909).

Anschrift des Verfassers: Prof. Dr. W. Ch. Hecker, Kinderchirurgische Klinik der Universitäts-Kinderklinik München im Dr. von Haunerschen Kinderspital, D-8 München, Deutschland.

Modifizierte Gracilisplastik

Von

H. Hartl

Chirurgische Abteilung des Landes-Kinderkrankenhauses Linz, Österreich
(Vorstand: Univ. Doz. Prim. Dr. H. HARTL)

Mit 6 Abbildungen

Zusammenfassung

Eine Analinkontinenz, vor allem eine nach einer Analatresie, kann durch eine
Plastik aus dem Musculus gracilis (Pickrell) weitgehend gebessert werden. Bei dieser
Methode wird der Muskel der einen Seite mobilisiert, subkutan um den Anus geleitet
und am kontralateralen Sitzbeinknorren als Widerlager fixiert.

Es wird eine Modifizierung dieser Methode beschrieben, indem aus beiden Seiten
nur die proximale Hälfte des Muskel mobilisiert, von oben her um den Anus verlagert
und hinter dem After miteinander vernäht wird. Daraus entsteht eine Gracilisschlinge
von beiden Seiten. Diese Methode erscheint aus anatomischen und auch operationstech-
nischen Gründen empfehlenswert. Auch die elektromyographischen Nachuntersuchungen
zeigen sowohl beim Ruhetonus, bei der Willkürinnervation und der Luftinsufflation
bessere Resultate, als nach der konventionellen einseitigen Plastik. Eindeutig konnte
nachgewiesen werden, daß der transplantierte Musculus gracilis „umfunktioniert" wird
und die Rolle eines Schließmuskels im Kindesalter übernehmen kann. Dies führt im
besten Fall natürlich nur zu einer relativen Kontinenz, weil die Voraussetzungen für die
völlige Kontinenz meist fehlen (Sensibilität): doch resultiert klinisch eine weitgehende
Besserung.

Summary

Modified Technique of Gracilis Plastic

Anal incontinence, especially following anal atresia, can be greatly improved
through a plastic from the musculus gracilis (PICKRELL). This method mobilizes the
muscle on one side, which is then placed subcutaenously round the anus and affixed on
the contralateral os ischii as a counter-balance.

A modification of this method is described, whereby only the proximal half of the
muscle is mobilized from both sides, placed round the anus from above and stitched
together behind the anus. The result is a gracilis loop from both sides. This method
would appear to be preferable for anatomical reasons as well as for reasons of operative

technique. Subsequent electromyographic examination also showed better results both in relaxed tonus, in voluntary innervation and insufflation of air than does the conventional unilateral plastic. It could be demonstrated beyond any doubt that the transplanted musculus gracilis adapts to its new function and takes over the role of the spincter in childhood. Naturally, this only leads to a relative continence even in optimal cases, because the prerequisites for perfect continence are usually missing (sensibility), it does, however, result in a definite clinical improvement.

In letzter Zeit mehren sich die Mitteilungen über Behandlungsversuche von analer Inkontinenz mit einer Plastik aus dem Musculus gracilis der rechten Seite, wie sie von PICKRELL angegeben wurde: dabei wird der lange Muskel durch einige Incisionen am Oberschenkel mobilisiert und durch einen subkutanen Tunnel rund

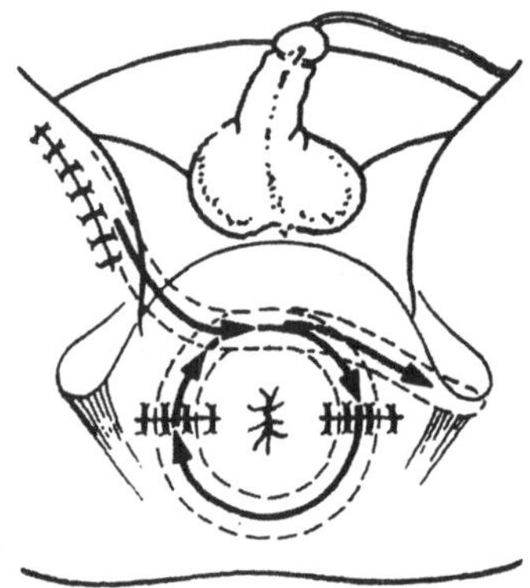

Abb. 1. Originalmethode der Gracilisverpflanzung nach PICKRELL

um den After verlagert; sein Ansatz wird schließlich am Sitzbeinknorren der kontralateralen Seite als Widerlager fixiert.

Unseren Beobachtungen liegen 14 Gracilisplastiken zugrunde, achtmal wurden nach der konventionellen Methode von PICKRELL operiert, sechsmal nach einer von uns modifizierten: bei diesem Patientengut lag neunmal ein Zustand nach Analatresie vor, bei 4 Kindern handelte es sich um eine Beckenbodenlähmung bei Myelocele und bei einem Mädchen um eine Sphinkterlähmung bei Symphysenspalte und Blasenexstrophie mit einem Rectumprolaps von 20 cm; die Kinder waren 6—11 Jahre alt.

Bei einem 6jährigen Knaben, mit dem Zustand nach Analatresie, Durchzugsoperation nach REHBEIN und sacraler Kontrolle nach STEPHENS wurde wegen Inkontinenz der rechte Musculus gracilis präpariert; dabei zeigte sich, daß für die zu überwindende Strecke vom rechten Foramen obturatorium, weiters subcutan um den Anus und zum linken Sitzbeinknorren die Länge des Muskels nicht ausreichte (Abb. 1); wir hätten den Gracilis zwar rund um den Anus gebracht, nicht aber am kontra-lateralen knöchernen Becken fixieren können: in dieser Situation wurde noch der Musculus gracilis der linken Seite etwa bis zur Mitte des Oberschenkels mobilisiert, um den Anus herumgeführt und hinter dem After, vor dem Os Coccyx vernäht: es entstand somit eine Muskelschlinge von beiden Seiten (GELBKE).

Diese Schlingenbildung von beiden Seiten gefiel uns aus verschiedenen Gründen:

Anatomische Gründe

Der Musculus gracilis entspringt mit der ganzen Abduktorengruppe am unteren, vorderen Limbus des Foramen obturatorium, am Ramus inferior ossis pubis, verläuft dann an der Innenseite des Oberschenkels distalwärts und endet am Pes anserinus. Die ernährende Arterie kommt aus der Arteria circumflexa femoris tibialis und tritt im oberen Drittel in den Muskel mit den begleitenden Venen ein: die Circumflexa femoris tibialis ist aber die oberste Abzweigung der Arteria femoralis profunda. Diese Abzwei-

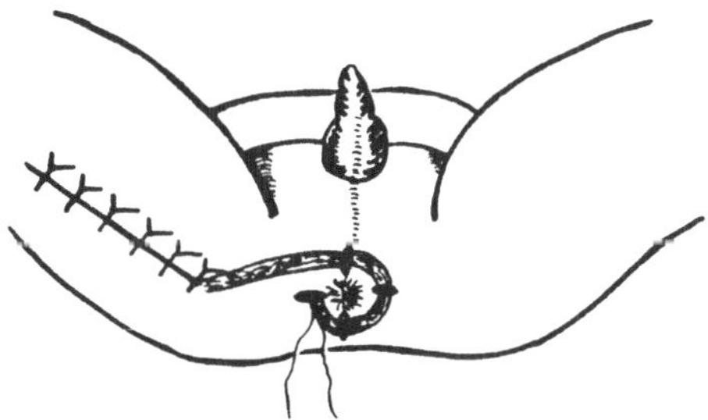

Abb. 2. Eigene Methode: Zustand nach Verlagerung des rechtsseitigen Musculus gracilis. Die Wunde am Oberschenkel ist bereits verschlossen

gung liegt beim Kind hoch über dem Abduktorenkanal, etwa 5—10 cm unter dem Leistenband. Ähnlich ist die nervale Versorgung: auch der Ramus superficialis des Nervus obturatoris, der den Gracilis inerviert, dringt in den obersten Anteil des Muskels ein: daher scheint die obere Hälfte des Muskels am besten versorgt zu sein, was auch zeigt, daß das distale Drittel praktisch Sehne bis zum Pes anserinus ist.

Technische Gründe

Die Mobilisierung des langen Muskels durch 3 bis 4 verschiedene Incisionen hat uns wegen der bestehenden Traumatisierungsmöglichkeit nicht gefallen.

Daher ziehen wir jetzt die *eigene Methode* vor: Schnittführung über dem Muskel im oberen Drittel des Oberschenkels, Freilegung unter diffiziler Schonung von Gefäßen und Nerven und Durchtrennung des Muskels ungefähr in der Mitte des Oberschenkels, denn durch Hakenzug läßt sich bis zur Mitte des Oberschenkels der Muskel schonend präparieren. Dann wird er sofort subkutan verlagert und von oben her um den Anus herum geleitet: ein Leitfaden hängt dorsal vom Anus aus der Incision. Sofort wird Subkutis und Haut am Oberschenkel verschlossen (Abb. 2). Derselbe Vorgang wiederholt sich links und beide Muskel werden miteinander hinter dem Anus vernäht (Abb. 3).

Diese Methode erscheint uns übersichtlicher und für den einzelnen, zu ver-
pflanzenden Muskel auch schonender zu sein: dies müßte auf spätere Aufgaben
Rückwirkungen haben.

Kontrolluntersuchungen

Durch entsprechende Kontrolluntersuchungen wollten wir die Funktion einer
Gracilisplastik im allgemeinen und der beidseitigen im besondern kontrollieren.

Die Beurteilung eines Erfolges ist sehr schwierig; sie unterliegt erheblich
subjektiven Einflüssen; oft wird von Eltern und Kindern wegen eines vermeint-
lichen Prestigeverlustes eine Beeinträchtigung der Kontinenz negiert oder ver-

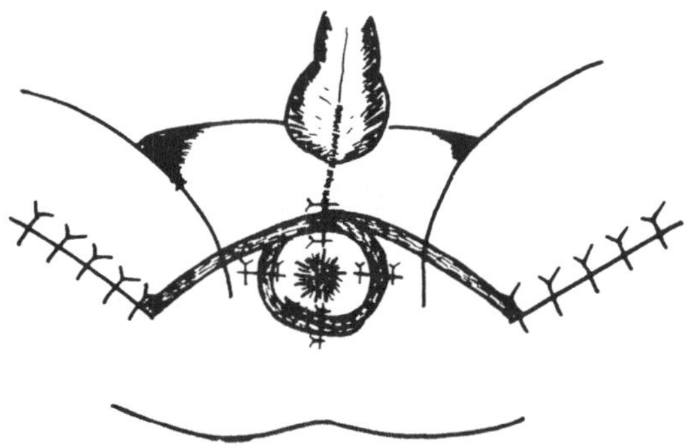

Abb. 3. Eigene Methode: Zustand nach Transplantation beider M. m. graciles

niedlicht; auch rektale-digitale Untersuchung kann keinen sicheren Aufschluß
über die Funktion der Ersatzplastik geben, obwohl meist deutlich Kontraktionen
tastbar sind. Auf der Suche nach objektivierbaren Methoden zur Beurteilung der
Erfolge nach einer Muskelverpflanzung hat sich daher die Elektromyographie mit
Luftinsufflation bewährt (BRANDESKY):

Methode

Wir verwenden Oberflächenelektroden (FLOYD-WALLS), die uns die Summe der
Aktionspotentiale des gesamten Sphinktermuskels ableiten. Im wesentlichen bekommen
wir auf diese schonende Weise die selben Kurvenbilder, wie bei der Nadelelektrode
(ALBERT, JELASICH, BECK). Verwendet werden chlorierte Silberelektroden, die auf einem
Plexiglasrohr aufgezogen sind. Die Schreibung erfolgt mittels 8-Kanal-Direktschreiber.
Die rektale Luftinsufflation erfolgt über einen in das Rektum eingeführten, an einem
PVC-Schlauch befestigten Gummiballon, der sich widerstandslos und ohne Drucksteigerung
bis über 300 cm³ aufblasen läßt. Die Luftinsufflation erfolgt über einen 3-Weghahn in
Portionen von 20 bis 50 ml, je nach Alter des Kindes. Über den 3-Weghahn ist das
System mit einem Grafa-Kymo-Insufflator verbunden, wodurch eine laufende Registrierung des rektalen Druckes ermöglicht wird. Nach Einführen des mit einem Obturator
verschlossenen, mit den Silberelektroden armierten Plexiglasrohres in den Anus wird
der Gummiballon durch die Lichtung des Rohres in das Rektum eingelegt.

Trotz der besonderen Sensibilität dieser Region kam es nach einer anfänglichen kurzdauernden oft sehr hohen und unregelmäßigen Aktivitätssteigerung zu einer Beruhigung und Normalisierung des Kurvenbildes. Es erscheint somit unwahrscheinlich, daß die Oberflächenelektroden in situ die Sphinkteraktivität beeinträchtigen. Dies haben wir auch in einigen Fällen, bei denen wir mit direkt eingestochenen Nadelelektroden ableiteten, ausschließen können: wir untersuchten den Ruhetonus, die Willküraktion, und die Reaktion nach Luftfüllung:

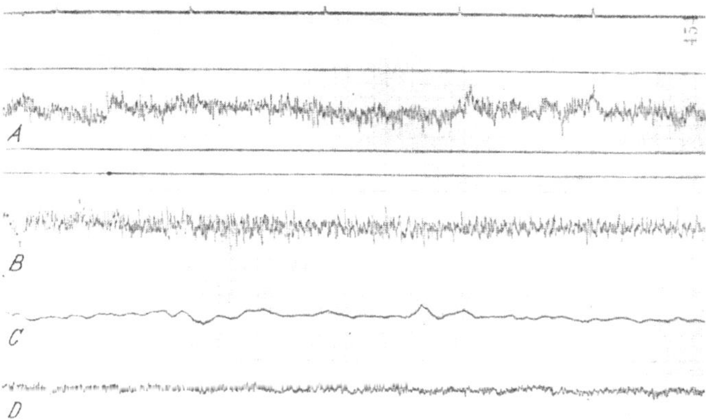

Abb. 4. Ruhe-EMG des Afterschließmuskels. Montage aus 4 Einzelkurven. Kal.: 50 μ V. Frequenz: 70 Hz, Speed: 50 mm/sec.
A: 7jähriges gesundes Mädchen. Interferenzmuster, B: $1^{1}/_{2}$jähriges Mädchen. Zustand nach „Cut back" wegen Atresia ani perinealis. Normales Interferenzmuster, C: $3^{1}/_{2}$-jähriger Junge, Zustand nach Durchzug nach REHBEIN wegen Atresia ani urethralis. Keine eindeutige Sphinkteraktivität, D: Zustand nach doppelseitiger Gracilisplastik, praktisch normales Interferenzmuster

Ruhetonus

Bei allen untersuchten „analgesunden" Kindern aller Altersstufen nach Hernienoperationen, Appendektomien, fand sich ein Aktivitätsmuster vom Charakter eines Interferenzmusters mit individueller Variationsbreite des Aktionspotentials: dies bedeutet eine tonische Dauerkontraktion des normal angelegten Schließmuskels (Abb. 4, Kurve A). Nach Gracilisplastik ließ sich schon in Ruhe eine elektrische Aktivtät des transplantierten Muskels nachweisen. Wobei sich beträchtliche Unterschiede im Aktivitätsmuster zeigten; durchwegs aber war der Befund der beidseitigen Gracilisplastik besser als der einseitigen, wobei 2 Fälle praktisch das normale Interferenzmuster tonischer Aktivität boten (Kurve D). Während die Höhe der Potentiale bei der einseitigen Gracilisplastik von 10 bis 30 ml Volt reichte, konnten bei der beidseitigen bis 50 ml Volt registriert werden.

Die Kurve C zeigt die völlig fehlende Sphinkteraktivität nach einer Durchzugsoperation, während die Kurve B einen Zustand nach Cut-Back-Operation darstellt; dabei zeigt sich ein normales Interferenzmuster bei Vorhandensein sämtlicher Sphinkterelemente.

Willküraktion

Bei Aufforderung zur willkürlichen Kontraktion des Analsphinkters beim
Gesunden kam es in allen Fällen zu einer sofortigen beträchtlichen Aktivitätszunahme mit Steigerung der Aktionspotentiale um das 2—4fache. Nach Aufhören der Willkürkontraktion wurde meist nach einer Sekunde der normale
Ruhetonus wieder hergestellt. Dieser Vorgang konnte — bei verschiedenen Pro-
banden allerdings in unterschiedlichem Ausmaß — beliebig oft reproduziert werden (Abb. 5, Kurve A).

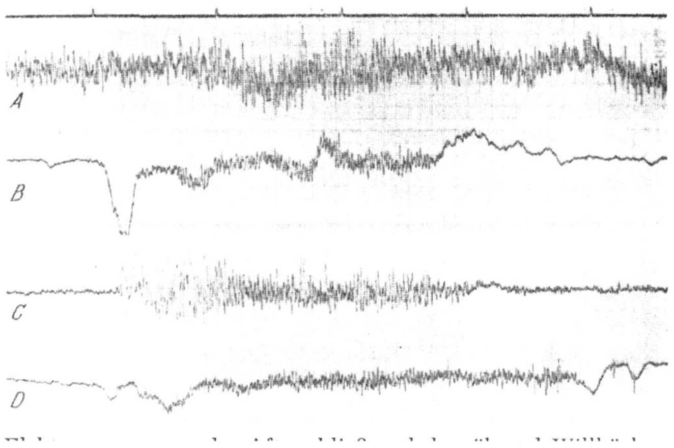

Abb. 5. Elektromyogramme des Afterschließmuskels während Willkürkontraktion.
A: 7jähr. gesundes Mädchen; deutlicher Aktivitätsanstieg, Interferenzmuster, B und C:
Zustand nach doppelseitiger Gracilisplastik, D: Zustand nach konventioneller
Gracilisplastik, Interferenzmuster mit kleiner Amplitude

Nach einer Gracilisplastik ergab eine Aufforderung zur Kontraktion eine
deutliche Aktivitätszunahme mit Auftreten eines Interferenzmusters, wie es bei
Gesunden beobachtet wurde. Auch hier war die Aktionspotentiale der beidseitigen
Gracilisplastik (Kurve B und Kurve C) höher als nach der konservativen Methode
(Kurve D). Die prozentuelle Steigerung der Amplituden gegenüber dem Ruhetonus war im Vergleich zum Gesunden höher und betrug bei der einseitigen
Gracilisplastik das 6—8fache und bei der doppelseitigen bis zum 10fachen. Die
Willkürkontraktion konnte auch über einen längeren Zeitraum aufrechterhalten
werden. Gelegentlich kam es dabei allerdings zu einem kurzfristigen 1—2 Sekunden dauernden Absinken der Aktivität; spontan oder nach neuerlicher Aufforderung zur Kontraktion stieg dann die Aktivität wieder an. Nach Sistieren
der Willkürinnervation stellte sich der Ruhetonus nach kaum mehr als 1 Sekunde
wieder ein.

Luftfüllung

Nach einmaligem Aufblähen des eingeführten Ballons mit 20—30 cm^3 Luft
beim gesunden Kleinkind und 50 cm^3 beim gesunden größeren Kind kam es
regelmäßig zu einer meist beträchtlichen Aktivitätssteigerung mit Erhöhung der

Aktionspotentiale um durchschnittlich 50—100%. Diese Aktivitätszunahme hielt bis 10 Sekunden an, dann stellte sich wieder ein Ruhetonus ein. Dieser Vorgang war beliebig reproduzierbar. Vor Erreichen des sog. kritischen Volumens wurden in der Regel rektale Sensationen angegeben. Nach Ablassen der Luft und entsprechendem Rückgang des rektalen Druckes stellte sich wieder der beschriebene Ruhetonus ein (Abb. 6, Kurve A).

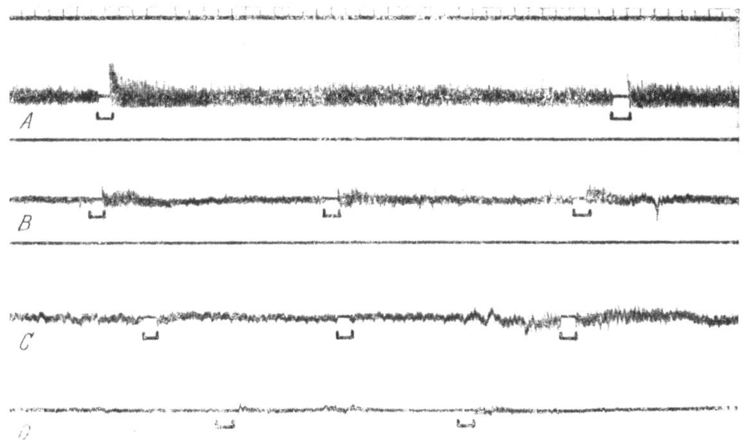

Abb. 6. Elektromyogramme des Afterschließmuskels während rektaler Luftinsufflation. Die Marken bezeichnen das Einblasen von je 50 ml Luft.
A: 11jähr. gesunder Junge, deutlicher Aktivitätsanstieg nach jeder Insufflation, B: 8jähr. Junge mit erhöhtem kritischen Volumen (Megarektum), C: Zustand nach konventioneller Gracilisplastik: keine eindeutig erhöhte Aktivität während fortlaufender Lufteinblasung, D: Zustand nach doppelseitiger Gracilisplastik; deutlich gesteigerte Aktivität nach Insufflation

Nach Gracilisplastik wurde prinzipiell bei allen Untersuchten bei einmaliger Insufflation auch Aktivitätszunahmen von 50—100%, analog denen bei gesunden Kindern beobachtet. Der Vorgang war jedoch nicht regelmäßig reproduzierbar wie im Normalfall; wiederholte Rektalfüllungen blieben oft ohne Effekt auf den Schließmuskeltonus (Kurve C). Daher war auch ein konstantes kritisches Volumen, bei dem es zu einer Aktivitätsabnahme kam, kaum zu ermitteln: schmerzhafte Sensationen wurden früher als beim Gesunden angegeben. Nur ein Fall einer doppelseitigen Gracilisplastik mit normalen Tonus und Willkürreaktion zeigte deutliche Aktivitätszunahme wie beim Gesunden (Kurve E). Aber auch hier mußte die zunehmende Luftinsufflation bereits bei 90 cm^3 wegen starker Schmerzsensationen abgebrochen werden.

Diese Untersuchungen zeigen uns, daß die elektromyographischen Befunde des Sphinkter ani bei gesunden Vergleichspersonen sich praktisch in allen Punkten mit denen anderer Autoren mit Nadelelektroden decken. In Ruhe findet sich eine, elektrophysiologisch durch Aktivitätsmuster vom Typ eines Interferenzmusters gekennzeichnete, den Afterschluß bewirkende tonische Dauerkontraktion. Die Willkürinnervation des Afterschließmuskels äußert sich in einer hochgradigen Aktivitätszunahme sowohl hinsichtlich Frequenz als auch Amplitude. Bei Rektalfüllung durch Insufflation von Luft in das Rektum kommt es bei Einzelfüllung unter Zunahme des Rektaldruckes zu einer Erhöhung der Sphinkteraktivität für die Dauer von einigen Sekunden, wonach der Ruhetonus wieder hergestellt wird. Bei fortlaufender Luftinsufflation bis zu einem „kritischen Volumen", das altersabhängig ist und beim Schulkind um 150 cm^3 liegt, nimmt die Aktivität als Ausdruck einer Sphinkterhemmung bzw. Sphinkterrelaxation deutlich ab. Nach Gracilisplastik nun wegen analer Inkontinenz, bei Fehlen eines Sphinkter ani, fand sich in 2 Fällen von doppelseitiger Plastik ein Interferenzmuster, wie es beim normalen Sphinkter ani als Ausdruck einer tonischen Dauerkontraktion auftritt. In den anderen Fällen aber zeigte sich in Ruhe eine nur geringe Aktivität mit niedrigeren Aktionspotentialen. Der Grad der Ruheaktivität scheint aber für die Kontinenz nicht ausschlaggebend zu sein. Daraus wäre zu folgern, daß die tonische Dauerkontraktion des Afterschließmuskels keine *unbedingte Notwendigkeit* für die Kontinenz zu sein braucht. Elektromyographisch läßt sich aber stets nach Grazilisplastik eine deutliche Willkürkontraktion nachweisen. Daß es sich hier nicht um Potentiale der Glutaealmuskulatur handelt, beweist das Fehlen analoger Aktivitätsmuster bei Inkontinenz nach Analatresien. Der gelegentlich diskontinuierliche Verlauf der Aktivitätsmuster findet sich aber auch beim Gesunden und hat keinen Einfluß auf die Kontinenz. Wahrscheinlich braucht der quergestreifte Muskel bei längerer Kontraktion kurzdauernde Erholungsphasen. Der Nachweis vorhandener elektrischer Aktivität in der transplantierten Muskelschlinge und der kräftige Aktivitätsanstieg bei Willkürkontraktion erbringen den Beweis, daß der Gracilis auch nach der Verpflanzung seine Kontraktilität behält.

Die von uns inaugurierte Methode der *beid*seitigen Gracilisplastik scheint aber in elektromyographischen Untersuchungen der konventionellen überlegen zu sein. Zwar sind auch wir der Ansicht von SCHÄRLI und KIESEWETTER, daß die Elektromyographie allein zur Auswertung der Inkontinenz nicht genügt, wir glauben aber doch, daß sie in Kombination mit rektaler Luftinsufflation und Registrierung der Rektaldrucke für die Vorgänge im Schließmuskel bei Dehnungsreizen des Rektums besonders aufschlußreich ist. Bei der Gracilisplastik aber fehlt der gesetzmäßige Aktivitätsanstieg nach Rektalfüllung bis zum Aktivtätsabfall als Ausdruck der Schließmuskelhemmung. Die, wenn auch nur inkonstant auslösbare, so doch prinzipiell mögliche Aktivitätszunahme nach rektaler Luftinsufflation beweist aber gerade, daß der Gracilis nach der Transplantation „umfunktioniert" wird.

Da aber meist wichtige Teile des sog. Kontinenzorganes, das aus allen 3 Keimblättern besteht, fehlen, kann auch nach der bestens funktionierenden

Muskelverlagerung nur eine relative Kontinenz entstehen. Voraussetzung zur Erzielung einer völligen Kontinenz wäre eine Besserung der sensorischen Störung, ein Problem, das durch Fehlen der anorektalen Schleimhaut mit ihrer Sensibilität bisher weder gelöst werden konnte, noch lösbar erscheint. Jedenfalls scheint die Gracilisplastik, vor allem aber die mitgeteilte doppelte Schlingenbildung meist die motorische Komponente des Verschlußmechanismus sanieren zu können: dies führt klinisch zu weitgehender Besserung, weshalb wir diesen an sich risikolosen Versuch ausnahmslos empfehlen wollen.

Literatur

1. ALLERT, M. L., und F. JELASIC: Das Ruhe-EMG des gesunden Blasen- und Analschließmuskels. Dtsch. Z. Nervenheilk. **194**, 252 (1968).
2. BECK, A.: Elektromyographische Untersuchungen an Sphinkter ani. Pflügers Arch. ges. Physiol. **224**, 278 (1930).
3. BRANDESKY, G.: Elektromyographische Untersuchungen der Gracilisplastik nach Pickrell. Zeitschr. Kinderchir. **9**, 220 (1970).
4. FLOYD, E. F., and E. WALLS: Electromyogram of the sphincter ani externus in man. J. Physiol. **122**, 599 (1953).
5. GELBKE, H.: Wiederherstellende und plastische Chirurgie, Bd. II, Stuttgart: Thieme, 1963.
6. PICKRELL, K. L., T. R. BROADBENT, F. W. MASTERS, and J. T. METZGER: Construction of a rectal sphincter and restoration of anal continence by transplanting the gracilis muscle. Ann. Surg. **135**, 853 (1952).
7. PICKRELL, K. L.: Gracilis muscle transplant for the correction of incontinence. Excerpta Medica International Congress Series Nr. 66. Proceedings of the 2rd Congress of Plastic Surgery, p. 813 (1963).
8. SCHÄRLI, A. F., and W. B. KIESEWETTER: Imperforate anus: Anorectosigmoid pressure studies as a quantitative evaluation of postoperative continence. J. pediat. Surg. **4**, 694 (1969).

Anschrift des Verfassers: Univ.-Doz. Prim. Dr. H. HARTL, Chirurgische Abteilung des Landes-Kinderkrankenhauses Linz, A-4020 Linz, Österreich.

Erfahrungen mit der Gracilis-Plastik

Von

F. Helmer, L. Howanietz und **O. Medricki**

2. Chirurgische Universitäts-Klinik, Wien, Österreich
(Vorstand: Prof. Dr. J. Navratil)

Das Inkontinenzproblem gehört zu den traurigsten Kapiteln der Kinderchirurgie und der Chirurgie überhaupt. Hier sind dem chirurgischen Bemühen sehr enge Grenzen gesetzt und man wird sich meist mit Teilerfolgen begnügen müssen. Es ist sehr verdienstvoll, daß die Veranstalter dieses Symposium gerade die Inkontinenzprobleme als 2. Hauptthema ausgewählt haben. Der dadurch mögliche Erfahrungsaustausch wird für alle Teilnehmer richtungsweisend sein und letzten Endes unseren kleinen Patienten zu Gute kommen.

Auch wir befassen uns an der 2. Chirurgischen Universitätsklinik in Wien mit diesem Problem. Prinziplell stehen 3 Arten von Engriffen zur Verfügung:

1. Plastische Eingriffe
2. Elektrostimulierung und
3. Implantation eines künstlichen Sphincter.

Die beiden letzten Punkte sind bereits von Nixon abgehandelt worden. Deshalb möchten wir hier nur näher auf die plastischen Eingriffe eingehen. Man unterscheidet zwischen aktiven und passiven Plastiken. Letztere verwenden wir bei Sphincter-Schwäche in Form des Thiersch-Ringes, wobei wir an Stelle des Drahtes einen doppelten Chrom-Catgutfaden verwenden. Wir haben damit sehr gute Erfahrungen gemacht. Ist jedoch der Sphincter-Apparat zerstört bzw. gelähmt, dann kommen wir mit dieser einfachen Methode nicht zum Ziel, sondern müssen zur aktiven Plastik greifen. Dazu gehören folgende Eingriffe:

1. Direkte Eingriffe am Sphincter (mindestens 50% desselben müssen erhalten sein),
2. Fascienplastiken, z. B. nach Wreden-Stone (2 Fascienstreifen werden U-förmig subcutan um den Anus gelegt und am Innenrand des Gluteus maximus fixiert),
3. Muskelplastiken, z. B. nach Chetwood und Shoemaker (Lappen aus dem Gluteus maximus wird ringförmig um das Rectum gelegt),

4. Bildung eines komplett muskulären Ringes aus dem Musculus gracilis nach
   Pickrell und Ma.

Allerdings wird eine solche plastische Operation nur dann erfolgreich sein,
wenn folgende Bedingungen erfüllt werden:

1. Der neugebildete muskuläre Ring muß willkürlich innerviert werden können.
2. Die Innervation und Blutversorgung des transponierten Muskels muß erhalten
   bleiben und schließlich
3. die Wundheilung muß p. p. erfolgen.

Alle diese Bedingungen werden u. E. von der Gracilis-Plastik erfüllt. Wir
haben dieselbe bei 12 Kindern und 5 Erwachsenen zur Anwendung gebracht.
Der Erfolg dieser Operation war gut bis befriedigend. Wir belassen dabei im
Gegensatz zu Pickrell das umgebende Bindegewebe am Muskel, um seine Gleitfä-
higkeit zu gewährleisten. Weiters durchtrennen wir nach dem Vorschlag von
Richard den Muskel knapp distal vom Übergang in die Sehne. Unter sorgfältiger
Schonung der Innervation und der ernährenden Gefäße wird der Muskel durch
einen subcutanen Tunnel ringförmig perianal gelegt und am kontralateralen Tuber
ossis ischii fixiert.

Bei der Fixation an der Kreuzungsstelle des Muskels muß man die Beine
adduzieren lassen. Zur Feststellung der richtigen Spannung legt man einen
Finger anal ein. Es muß ein elastischer Ring resultieren. Postoperativ wird der
Pat. für einige Tage gestopft. Bei Colostomie-Trägern fällt dies natürlich weg.
Nach 10 Tagen beginnen wir mit aktiver Gymnastik. Diese besteht in der For-
cierung der Adduktion bei leichter Hüftbeugung und leichter Flexion im Knie
(Abfahrtsstellung beim Schifahren). Mit der Zeit meist in 4—6 Monaten erzielt
man so eine entsprechend aktive Beherrschung des Tonus des Musculus gracialis.
Für den Erfolg dieser Operation ist wie schon bereits von den Vorrednern erwähnt,
die Innervation der Adduktorengruppe unbedingt erforderlich. Durch die erlern-
bare Innervation des Musculus gracilis ist der Verschluß der Analöffnung
möglich und die Entleerung kann willkürlich erfolgen. Ist das bei angeborenen
Fehlbildungen auch nach längerem Training nicht möglich, so ist zumindest eine
gute Form einer passiven Plastik damit erreicht. Bei fehlender Innervation
der Adduktoren ist diese Operation kontraindiziert. Bei Berücksichtigung all
dieser Gesichtspunkte wird mit dieser Ersatzplastik in bestimmten Fällen eine
verbesserte, bis gute Funktion erzielt werden können.

Anschrift der Verfasser: Prof. Dr. F. Helmer, 2. Chirurgische Universitäts-
Klinik, Spitalgasse 23, A-1090 Wien, Österreich.

The Management of the Neurogenic Bladder in Children

By

H. B. Eckstein and **M. Chir**

The Hospital for Sick Children, London, and
Queen Mary's Hospital for Children, Carshalton, Surrey, England

With 6 Figures [1]

Summary

The problem of a neurogenic bladder and neurogenic anal canal in children with myelomeningocele is discussed. A small proportion will have normal continence and while a cure is generally not possible there are numerous procedures to make the child's life more satisfactory and to produce some sort of artificial continence especially for the urinary tract.

Zusammenfassung

Zur Behandlung einer neurogenen Blase im Kindestalter

Es wird das Problem einer neurogenen Blase und eines neurogenen Afters bei Kindern infolge von Myelomeningocele diskutiert. Ein kleiner Prozentsatz wird völlige Kontinenz erreichen, und während eine Heilung im allgemeinen nicht möglich sein wird, gibt es doch zahlreiche Methoden, die das Leben des Kindes befriedigender gestalten und eine Art künstlicher Kontinenz herbeiführen können, besonders für die Harnwege.

1. Introduction

As more and more children, born with a myelomeningocele, are surviving as the result of modern treatment, which includes early closure of the spinal defect and ventriculo-atrial drainage with a shunt, so the number of children with a neurogenetic bladder and a neurogenic bowel is increasing rapidly.

The results of an earlier study (ECKSTEIN, 1968) had shown that out of 117 children who had survived to the age of five years or over following treatment of a myelomeningocele, no less than 39 appeared to have normal bladder control.

---

[1] The appliances in Figs. 1, 2 and 3 were kindly supplied by Down Bros. and Mayer & Phelps, Ltd., of London, who manufacture these.

The details of that series are shown in Table I. It would appear now that these results were over-optimistic and as this particular series included the first children on whom a Holter shunt was used, there may well have been some selection of the clinical material originally. It is generally accepted at present that approximately 15 per cent only of myelomeningocele children will obtain normal urinary continence. This paper discusses the management of those children who do not develop normal urinary continence.

Table 1

Incontinent	50
Expressable and dry	4
Diverted (Female 23, Male 1)	24
Normal control	39
	117

2. Investigations

In all children with a neurogenetic bladder, it is important to start relevant investigations early and to repeat these at appropriate intervals. Some of these investigations can be carried out by the patient's general practitioner while others require hospital facilities.

a) There is a high incidence of urinary infection because of inadequate bladder emptying, (Cooper, 1967) Regular urinalysis is therefore essential and in this group of children it is usually easy to obtain a urine specimen by bladder expression. Urethral catheterisation should not be used and bladder puncture is usually not necessary. It is, however, important to realise that in some of these children, the urinary tract infection may be confined to the bladder and recent detailed investigations by us in an attempt to localise urinary tract infection suggests that in the child whose upper urinary tract is normal on radiography, and who has no vesico-ureteric reflux at cystography the infection is likely to be isolated to the bladder and on the whole, intensive treatment with antibiotics is not necessary and probably dangerous (Nicholas, 1970). If there is upper tract dilatation or vesico-ureteric reflux the infection is likely to involve the upper urinary tract as well, and intensive antibiotic treatment is then essential. Urinalysis should be performed routinely at monthly intervals and more frequently if there are signs or symptoms of urinary tract infection.

b) *Blood investigations.* The blood urea is a useful index to renal function but is likely to remain normal unless both kidenys are severely damaged. A normal blood urea is no indication of damage to one kidney and the results have to be interpreted with caution. More complicated tests such as creatinine clearance are more difficult on these children as these require a 24 hour collection of urine which is difficult. A simple estimation of the haemoglobin is more useful as this tends to drop in patients with chronic urinary tract infection.

c) *Intravenous Pyelography.* This is much the most useful and important investigation. It is performed routinely soon after birth, as soon as the back lesion has healed, and thereafter at two yearly intervals. We have, however, been surprised on many occasions when there has been a dramatic dilatation and deterioration of the upper urinary tract between two pyelograms and there is much to be said for performing this investigation annually. However, with the large numbers of patients that are involved this policy is impractical as there is simply insufficient space and time in a radiological department to carry out annual intravenous pyelograms on all of our myelomeningocele patients. The intravenous pyelogram will show the function of the kidneys as well as their anatomical state and will detect dilatation of the renal pelves or ureters. In many cases a bladder film will show evidence of trabeculation or saculation and the state of the bladder neck ist often apparent on the pyelography films.

d) *Cystography.* This investigation was carried out by us routinely for a time, but was given up as a routine procedure firstly because the incidence of infection caused by catheterisation was unacceptably high in patients with a neurogenic bladder. Furthermore this investigation is extremely time consuming so that it becomes impractical as a routine measure if a large number of patients are involved. A cystogram will, however, show the details of the bladder anatomy and the appearance of the bladder neck, external sphincter and urethra. In the majority of these patients the bladder neck is wide open while the external sphincter tends to be contracted. A cystogram is also the only means of detecting vesico-ureteric reflux. A cystogram should, however, be carried out on those patients in whom the intravenous pyelogram shows progressive deterioration, especially if bladder neck surgery is contemplated.

e) *Vesical pressure studies.* These have been used by us and many others but require complicated electronic apparatus and are extremely time consuming. We have been very disappointed in the information obtained, especially in those patients in whom the pressure study was repeated after one or two years, as the pressure pattern tends to change (Cooper, 1968). These pressure studies have on the whole not helped us in predicting whether a particular child is likely to become continent on his own accord or not. There is relatively little information which pressure studies would supply which cannot be gained from good radiological and clinical observation alone.

3. The Treatment of the Neurogenic Bladder

It is our policy to express routinely, the bladders of all patients with myelomenigocele unless there is obviously spontaneous micturition. However, care must be exercised with such bladder expression, especially in the first few weeks of life as excessive pressure on the abdomen and bladder can cause skin necrosis on the scar of the myelomeningocele. If expression is difficult or unsuccessful it should be abandoned and if necessary surgical treatment should be performed:

the purpose of regular bladder expression at this stage is to reduce the volume of the residual urine in the bladder to as little as possible. As the child gets older it usually becomes fairly obvious on purely clinical grounds whether or not he is likely to develop any sort of urinary continence. A patient who is constantly dribbling and never has a dry diaper is unlikely to become continent, while the child who can be dry for two or three hours and who may have some bladder sensation, may well become continent in due course.

The means available and indications for the various forms of management of the neurogenetic bladder in children with no continence will now be discussed briefly.

3.1. Bladder Expression

Regular expression of the bladder in the older child with an aim to producing an artificial urinary continence is favoured by a number of authors especially those on the continent. To be successful the child must have a relatively large capacity bladder with a urinary ouflow resistence which is neither too high nor too low. The child must also be co-operative and the mother relatively intelligent and patient, as this procedure can otherwise not work. In our experience, bladder expression as a permanent means of keeping a child dry has been remarkably unsuccessful. In any event, bladder expression should not be performed in those children with vesico-ureteric reflux (PEKAROWICZ et al., 1970).

3.2. Continuous Indwelling Catheterisation

This is mentioned, only to be condemned. Prolonged indwelling catheters invariably lead to infection and possibly stone formation as a result of encrustation on the catheter. There is however, one situation where long term catheterisation is justifiable and indeed indicated, and this applies to female patients with a neurogenic bladder who have undergone orthopaedic surgery either to the hips or spine and who are being immobilised in a plaster of Paris spica for a number of weeks. Catheterisation will prevent soiling of the plaster with urine and subsequent infection of the orthopaedic incisions.

3.3. Appliances

These are eminently useful in boys, but to date, no suitable appliance has been invented for use in the female child. The penile urinal (Fig. 1) can be used, providing the penis is of sufficient size and this is usually the case in boys over the age of five years. The penile appliance is connected to a disposable bag which is strapped to the thigh. Although inflammation and ulceration of the foreskin occosionally results circumcision should on the whole be resisted as the circumcised glans is more liable to ulceration if such an appliance is worn and meatal ulceration and meatal stenosis will then result.

114   H. B. Eckstein and M. Chir:

3.4. Trans-Urethral Resection

There are two definite indications for trans-urethral resection in this group of children. In some patients with an adequate sized bladder the outflow resistence might be rather too high because of a tight external sphincter and expression may be impossible. In this small group of children a limited resection, removing one or possibly two strips of the internal and external sphincter may restore a balance between detrusor contraction and outlet resistence so that these children become more readily expressable and just occasionally such a patient will become truly

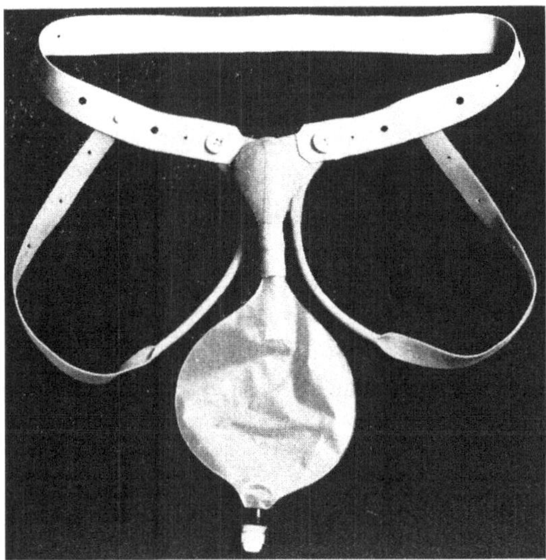

Fig. 1. Penile urinal with disposable bag

continent (Ross et al., 1967). In those patients who develop severe upper tract dilatation at an early age (under one year) an extensive trans-urethral resection of the bladder neck and external sphincter will lower the outflow obstruction to a minimum and prevent further damage to the upper tracts. This procedure is particularly applicable to females where an artificial vesico-vaginal fistula with a free outflow can be made but of course total incontinence will inevitably result. This may, however, be the price one has to pay to preserve the upper urinary tract.

3.5. Bladder Neck Plasty

,Y-V' plasty of the bladder neck has been advocated by some authors but is mentioned only to be condemned. A careful study of the cystogram shows that in the vast majority of this group of patients the obstruction to urinary outflow is not at the bladder neck itself but at the external sphincter which cannot be treated by a bladder neck operation. A bladder neck operation achieves nothing which cannot be achieved by trans-urethral resection and only produces unnecessary scars on the child's abdomen.

3.6. Pudendal Neurectomy

This procedure can be used as an alternative to a trans-urethral resection of the external sphincter. However, pudendal neurectomy is a difficult technical procedure on small children and in any event will add the certainty of impotence to their disabilities. While male myelomeningocele patients as a whole are almost certain to be sterile because of their open bladder neck some of them may be potent and pudendal neurectomy is therefore contra-indicated.

3.7. Urinary Diversion

Urinary diversion procedures are required on all females with incontinence that cannot be controlled by the methods previously described and also in those

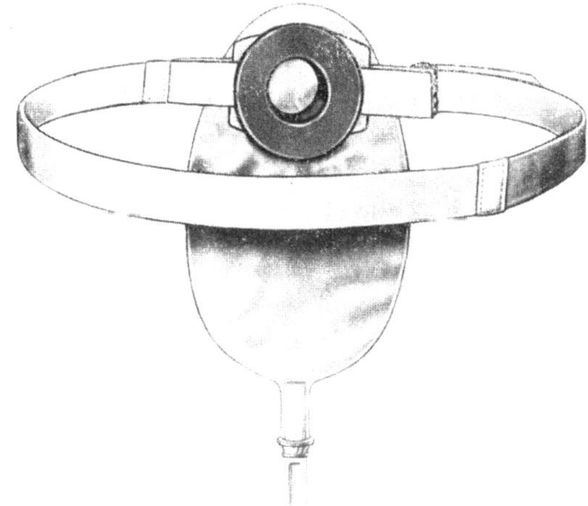

Fig. 2. Urinary ileostomy appliance showing pressure plate and flange

males in whom there is progressive dilatation of the upper urinary tract which has not responded to simpler measures described above. If the ureters are grossly dilated a cutaneous ureterostomy can be performed (LISTER et al, 1968). The details of cutaneous ureterostomy on 32 of my patients have been published previously (ECKSTEIN and KAPILA, 1970) and while the operation is simple and relatively safe it carries a fairly high complication rate. However, in the majority of children the pyelographic appearances improved considerably after such diversion.

If the ureters are not grossly dilated the ileal loop conduit as originally described by BRICKER is the operation of choice (RICKHAM, 1964). My own experience with this procedure has been reported (ECKSTEIN and BOYD, 1969) and with increasing experience the complication rate has decreased considerably. It is important to suture the ureters meticulously to the small intestine and not to attempt any anti-reflux device. The ileal segment should be as short as possible depending on the thickness of the abdominal wall and on the size of the child and the ileal conduit should if possible, be placed extraperitoneally. In all types of urinary diversion, disposable or semi-disposable bags should be used as illustrated in Figures 2 and 3. These bags must contain a non-return valve so that in the event of an accident and the bag coming off the urine does not empty completely on the floor. The services of a trained appliance fitter are invaluable. The use of colon instead of ileum has been advocated by Mogg (1967) but we find the procedure more difficult than using ileum. Vesicostomy, which appears to be popular in the United States (Lapides et al, 1960) has been remarkably unsuccessful in our hands.

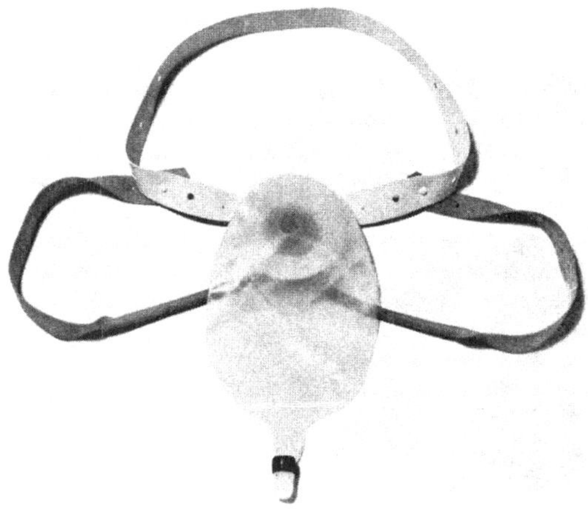

Fig. 3. Diversion bag to show internal valve

3.8. Electronic Pacemakers

There is considerable temptation to use electronic pacemakers to control urinary incontinence. Implanted pacemakers have been described by Caldwell (1969) but to work effectively such pacemakers require normal muscle which children with myelomeningocele have not got. Our own experience is restricted to the anal plug type of pacemaker and has been extremely disappointing. The only child who really became continent did so at the expense of his upper urinary tract as shown in the intravenous pyelograms both before and after use of the pacemaker (Fig. 4 and 5). A cystogram (Fig. 6) shows the marked narrowing at the site of the external sphincter and we feel that on the whole electronic pacemakers are unfortunately not the answer to incontinence in children with myelomeningocele.

All children with a neurogenic bladder in association with a myelomeningocele also have a neurogenic bowel. The majority of these patients must be regarded as having a perineal colostomy but in clinical practice bowel problems are not all that common. We have recently investigated a group of 80 unselected patients in relation to their bowel control (Scobie, et al, 1970) and found that

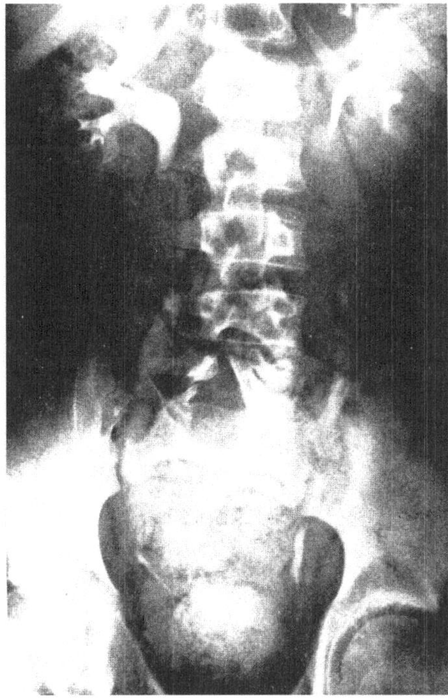

Fig. 4. Intravenous Pyelogram before use of electronic pacemaker

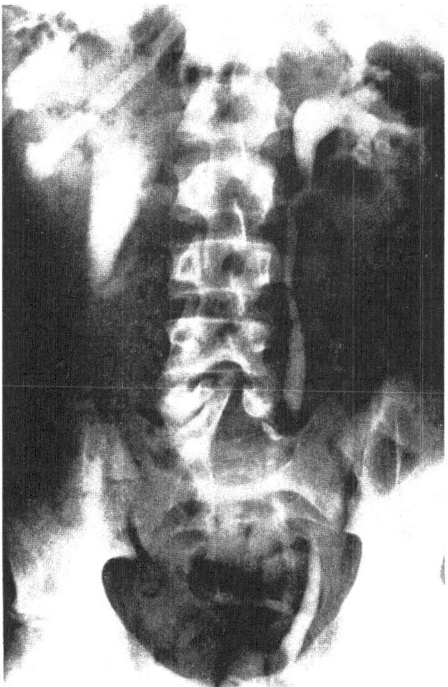

Fig. 5. Same patient, six months after starting pacemaker treatment

about half the patients have no serious bowel problems. Bowel control appears to be unrelated to the level of the neurological lesion or to the state of paralysis but on the whole, bowel control tended to be better in those children with good homes, than in children who had less intelligent parents. The majority of children can be kept continent of faeces provided they are adequately trained and provided there is no bowel upset. In some of these patients with a patulus anus associated with a sacral myelomeningocele and normal innervation of the leg muscles, a Gracilis plastic is justifiable and rewarding as this will increase the outflow resistence of the anal canal and may prevent continuous soiling. This operation is, obviously only applicable to the small number of children who have normally innervated legs.

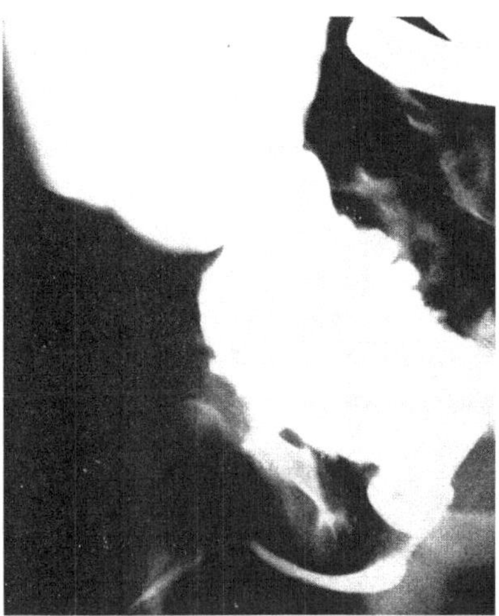

Fig. 6. Cystogram (same patient) to show wide open bladder neck and tight external sphincter

References

Caldwell, K. P. S., M. R. Martin, F. C. Flack, and E. D. James: An alternative method of dealing with Incontinence in Children with Neurotic Bladders. Arch. Dis. Childh. **44,** 625 (1969).

Cooper, D. G. W.: Urinary Tract infection in Children with Myelomeningocele. Arch. Dis. Child. **42,** 521 (1967).

— Bladder Studies in Children with Neurogenic Incontinence. Brit. J. Urol. **40,** 157 (1968).

Eckstein, H. B.: Urinary control in children with Myelomeningocele. Brit. J. Urol. **40,** 191 (1968).

— and Boyd, J.: Intestinal Conduit Urinary Diversion in Children. Zeitschr. f. Kinderchir. **7,** 84 (1969).

— and L. Kapila: Cutaneous Ureterostomy. Brit. J. Urol. **42,** 306 (1970).

Lapides, J., E. P. Ajemian, and S. R. Lichtwardt: Cutaneous Vesicostomy. J. Urol. **88,** 609 (1960).

LISTER, J., R. C. M. COOK, and R. B. ZACHARY: Operative Management of Neurogenic Bladder Dysfunction in children: Ureterostomy. Arch. Dis. Child. **43**, 672 (1968).

MOGG, R. A.: Colonic Loop Urinary Diversion. J. Urol. **97**, 684 (1967).

NICHOLAS, J. L.: Lecture to B. A. P. S. Meeting, Manchester (1970).

PEKAROWICZ, E., A. ROBINSON, R. B. ZACHARY, and J. LISTER: Indications for manual expression of the Neurogenic Bladder in children. Brit. J. Urol. **42**, 191 (1970).

RICKHAM, P. P.: Permanent Urinary Diversion in Childhood. Ann. Roy. Coll. Surg. Engl. **35**, 84 (1964).

ROSS, J. C., and N. O. R. GIBSON, and M. DAMANSKY: Division of the external sphincter in the Treatment of the Neurogenic Bladder. Brit. J. Surg. **54**, 627 (1967).

SCOBIE, W., H. B. ECKSTEIN, and W. J. LONG: Bowel control in Children with Myelomeningocele. Dev. Med. and Child. Neurol. Vol. **12**; Suppl. 22, 150 (1970).

Author's address: Dr. H. B. ECKSTEIN, The Hospital for Sick Children, Great Ormond Street, London W. C. 1, Great Britain.

Inkontinenzprobleme bei operierten Myelomeningocelen

Von

W. A. Maier

Kinderchirurgische Klinik Karlsruhe, Deutschland
(Direktor: Dr. W. A. Maier)

Die Problematik der Harninkontinenz im Kindesalter, insbesondere der Fragenkomplex, der sich aus dem Bestehen einer neurogenen Blase bei Kindern mit einer Myelomeningocele ergibt, beschäftigt die kinderurologisch tätigen Chirurgen und die Pädiater in den letzten zehn Jahren in zunehmendem Maß. Wir haben alle nach Möglichkeiten gesucht, befriedigende Abhilfen zu schaffen und wir konnten sicher viel dabei lernen, Fehler und Gefahren zum Beispiel, vielleicht auch die Erreichung eines gewissen status quo, mit dem wir uns zufrieden gaben, einfach deshalb, weil beispielsweise nach Anlegung einer kutanen Ureteroileostomie die weitere Versorgung eines Kindes etwas einfacher geworden war. War und ist das aber eine Lösung des Harninkontinenzproblems, wohl kaum! Konnten wir andererseits bei der vor 10 Jahren — sollen wir sagen: endlich! — greifbar gewordenen chirurgischen Lösung des Myelocelenproblems durch die zuvor inaugurierte Beherrschung der intrakraniellen Liquordrucksteigerung, wirklich in voller Tragweite ermessen, daß die Begleitumstände der Spaltbildungen ein vielfach größeres Problem darstellen würden als das primäre, bei der Geburt äußerlich sichtbare Leiden der Hemmungsmißbildung? Wir haben vielleicht eine einigermaßen ausreichende Lösung der gewiß ebenso schwerwiegenden orthopädischen Belange gefunden. Dies scheint mir auch einfacher zu sein und ich kann aus der Zusammenarbeit mit dem speziell interessierten orthopädischen Kliniker sagen, daß die Zahl derjenigen Kinder, die nicht mit Hilfe von Muskeltransplantationen und apparativer Unterstützung auf die Beine gebracht werden kann, erfreulicherweise mehr und mehr zurückgeht. Es fällt mir nach nunmehr über achtjähriger eigener chirurgischer Erfahrung mit dem operativen Verschluß von Spaltbildungen des Rückenmarkes, ehrlich gesagt schwer, ebenso von echten Erfolgen in der Behandlung des Harn-Inkontinenzproblems zu sprechen und man möge mir an dieser Stelle meinen Pessimismus, mit dem ich gewiß nicht allein stehen werde, verzeihen.

An der kinderchirurgischen Klinik Karlsruhe wurden während der vergangenen 6 Jahre von 1965 bis 1970 insgesamt 167 Neugeborene mit neurogenen Spaltbildungen aufgenommen und mit wenigen Ausnahmen chirurgisch versorgt. Unsere Erfahrungen in der Frage der Harninkontinenz unterscheiden sich in nichts mit den andernorts gewonnenen Erkenntnissen und wir sind, wenn wir uns zu einer operativen Maßnahme entschlossen, keinen anderen Weg gegangen, als er Ihnen aus der Literatur und von Tagungen her zur Genüge bekannt ist. Um Wiederholungen nach dem ausgezeichneten Referat unseres Kollegen Eckstein zu vermeiden, will ich es daher unterlassen, auf chirurgische Einzelheiten einzugehen, zumal das eigene doch sehr viel kleinere Beobachtungsgut nicht auf einen Vergleich mit den überzeugenden Erfahrungen von Herrn Eckstein ausgerichtet ist.

Kinder mit einer lumbosacralen Myelomeningocele sind auch in unserem Krankengut nach operativer Versorgung und Applikation eines ventri culovenösen Shunts in der Überlebensfrage in einer relativ günstigen Position, haben aber bei Anlegung strenger Maßstäbe eigentlich fast alle eine Dysfunktion ihrer Harnentleerung. Letztere kann in ihrer praktischen Auswirkung allerdings wesentlichen Unterschieden ausgesetzt sein, worauf unter anderem vor allem Williams und Bentley aufmerksam gemacht haben. So besteht zum Beispiel nicht immer eine Correlation zwischen der Querschnittshöhe des von der Spaltbildung betroffenen Rückenmarksabschnittes und dem Ausmaß der Blasendysfunktion, allein schon deshalb, weil die Läsion die Medullarplatte häufig recht asymetrisch erfaßt. Auch eine subtile Versorgung der freiliegenden Rückenmarksabschnitte in den ersten Lebensstunden ändert nichts an der Tatsache einer irreversiblen Mißbildung der sakralen Segmente und findet selbstverständlich ihren Niederschlag in der Blasenfunktion. Die Störung oder der Ausfall des unteren motorischen Neurons ist zudem eigentlich selten vollständig und deshalb verbleibt speziell Kindern mit lumbosacralen Läsionen eine in ihrem Ausmaß stark variierende motorische Blasenaktivität. Sie ist ihrerseits wiederum abhängig von dem Ausmaß der sensorischen Ausfälle, die im Querschnitt des Rückenmarks anders, nämlich höher angeordnet sind. Dies kann hinsichtlich der Beurteilung am Neugeborenen zu Mißverständnissen und einer falschen Einschätzung der Funktion insbesondere bei den höher sitzenden lumbalen Myelocelen führen. Erst die weitere Entwicklung des Kindes und seine Überwachung im 2. Lebenshalbjahr und später deckt den vermehrten Harndrang oder die Erhöhung des Restharns auf. Es ist deshalb eine unserer wichtigsten Aufgaben, schon so früh wie möglich, das heißt also im ersten und zweiten Trimenon zu erfahren, ob die Nierenfunktion in irgendeiner Weise gefährdet ist. Unserer Meinung nach lassen etwa 20% aller Betroffenen bei routinemäßiger pyelographischer Kontrolle bereits vor Erreichung des 4. Lebensmonats eine Erweiterung der oberen Harnwege erkennen. Aber auch ein zum Ende des 3. Lebensmonats noch gänzlich normal erscheinendes Ausscheidungsbild des proximalen Harntraktes bietet keine

Gewähr dafür, daß 6 bis 9 Monate später sich nicht unter dem Einfluß der gestörten Blasenfunktion eine beiderseitige massive Hydronephrose ausbildet.

Kinder mit einer kompletten Inkontinenz entwickeln nicht selten schon im frühen Säuglingsalter eine mehr oder minder schwere perigenitale, perineale und perianale Ammoniak-Dermatitis. Dieser für das Kind zwar nicht immer subjektiv wahrnehmbare, manchmal aber doch spürbare und dann außerordentlich quälende Zustand — ganz zu schweigen von den Auswirkungen auf die Umgebung, nicht zuletzt die Mutter, die ein solches Kind pflegen soll, mag die Indikationsstellung zu einem frühzeitigen operativen Eingreifen erleichtern und beeinflussen. Ob die Verwendung von elektrischen Stimulatoren auf die Dauer gesehen und in der vielleicht noch zu erwartenden technischen Vervollkommnung eine wesentliche Verbesserung bringen wird, bleibt abzuwarten. Dies ist nicht zuletzt von der im frühen Kindesalter vorwiegend akuten Frage abhängig, ob und wie man einmal die Blase selbst oder nur den spincter externus stimulieren kann. Nach den jüngeren Mitteilungen zum Beispiel von ALEXANDER, ELLIS, CALDWELL oder BURGHELE läßt sich bisher der Stimulationseffekt auf die Muskulatur nur außerordentlich schwer lokal bestimmen. Auch fehlt meines Wissens bis jetzt die Möglichkeit, den Stimulationseffekt sicher unabhängig zu machen und mit dem sensiblen Empfinden verläßlich koppeln. Eine gründliche manuelle Exprimierung scheint nach allen bisherigen Erfahrungen doch zuverlässiger als ein elektrischer Stimulationseffekt zur Blasenkontraktion, der folgerichtig und unveränderlich von einer Sphincter-Relaxation gefolgt sein müßte. Am ehesten werden diese Versuche erfolgreich sein können, bei Patienten, deren Blasenentleerungsstörung in einem relativ bescheidenen Ausmaß geblieben ist. Dann stellt die elektrische Stimulation gewissermaßen ein zusätzliches Mittel zur Vervollständigung der Funktion dar.

Dies sollten nur ganz kurze Gedankengänge im Rahmen eines möglichst knapp gehaltenen und versuchsweise bescheiden ergänzen-wollenden Coreferates sein. Lassen Sie mich abschließend einige Gedanken aussprechen, die mich als einen operativ tätigen Kinderarzt in desem Zusammenhang doch vorwiegend beschäftigen, ich meine die drängenden sozialen Aspekte, insbesondere die Frage der Eingliederung unserer kleinen Patienten in die zunächst kindliche, aber auch die spätere Gemeinschaft. Wir erinnern uns wohl eines ausgezeichneten Vortrages von B. ZACHARY vor zwei Jahren, der uns in Wort und Bild die Bedeutung des Credé'schen Handgriffes im Rahmen dieser Problematik vor Augen führen sollte. Eine nicht unbeträchtliche Anzahl von Kindern hat diese Maßnahme durch uns und mit Hilfe der geschulten Eltern erlernt. Darunter sind Kinder, die nun schon in den ersten Schuljahren sind, solche die unter Verwendung von orthopädischen Hilfsmitteln das Laufen erlernt habe, aber auch einige wenige, die das Bild einer kompletten Querschnittslaesion bieten, dabei aber geistig als normal entwickelt anzusprechen sind. Wie verhalten sich Gleichaltrige in Schule und Kindergarten, wie vermögen sich Aufsichtspersonen oder Lehrer darauf einzustellen, wie stellt sich das Kind selbst zu der Bemerkung oder dem Vorwurf seiner Umgebung?

Wie reagiert ein Bub oder ein Mädchen ganz einfach, wenn der Nachbar — im frühen Kindesalter längst stubenrein geworden — die Nase rümpft? Wollen wir denn für alle diese Patienten — und sie hören ja nicht auf, im Gegensatz zu den Betroffenen der Thalidomidembryopathie-Sonderkindergärten und Sonderschulen? Müssen oder sollen wir harninkontinente Kinder denn zusammenfassen, abtrennen von den übrigen, etwa koordinieren mit anderen Körperbehinderten, schlechtestenfalls dann vielleicht auch mit Spastikern, weil Sonderschulen nicht so dicht gesät sind und es insbesondere auf dem Lande auch gar nie sein können?

Unsere eigenen bescheidenen Erkenntnisse haben uns gelehrt, die Integration so früh und so vollständig wie möglich zu betreiben. Kinder, die es erlernt haben, ihre Blase selbst zu exprimieren, sind dazu nicht schlecht geeignet und ich wage es zu bezweifeln, ob ein Kind mit einem noch so gut funktionierenden ileal conduit sozial besser eingliederungsfähig ist, abgesehen davon daß man die Indikation zur Anlage der kutanen Ureteroileostomie wirklich nur nach wohlüberlegten Voraussetzungen stellen sollte, ebenso wie modifizierte verschiedentlich geübte Operationsverfahren. Dies sollte mein Beitrag zur Diskussion dieses Problems sein und — da ja nur als Ergänzung zum Hauptvortrag gedacht, sich nicht in technischen Details verlieren.

Anschrift des Verfassers: Dr. W. A. MAIER, Direktor der Kinderchirurgischen Klinik Karlsruhe, D-75 Karlsruhe, Deutschland.